JN033138

脳神経内科の薬がよくわかる本

著 野元正弘 済生会今治病院臨床研究センター長 / 脳神経内科
愛媛大学客員教授 / 名誉教授

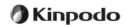

はじめに

　治療薬を理解するには基礎となる病理学や症候学の理解が必要で，いずれの分野にも多くの専門書や教科書が用意されている．これらの内容を簡潔にまとめ，医療の現場で手軽に復習できる本の要請をいただいた．筆者自身は毎日の診療に用いる治療薬をメモ帳に記載しており，本書はこれをもとに作成した．

　認知症治療薬で世界で初めて用いられたドネペジルは，日本の会社により開発された．現在はアミロイドβやタウタンパク質を対象とした進行抑制薬のチャレンジングな研究開発が進められている．

　脳卒中は予防が重要で血圧や糖尿病の治療，禁煙，肥満予防などの健康管理が欠かせない．再発予防には少量のアスピリンなどの血小板抑制薬やDOAC，ワルファリンが有用である．これらの薬剤は手術時には休薬を要することがあり適切な対応が求められる．

　抗てんかん薬は日本のドラッグラグの代表であったが，主要な治療薬の導入は終了し現在は適応拡大が進んでいる．また日本で開発された新しい治療薬も登場している．

　パーキンソン病は症状を改善する多くの薬が開発され，さらに進行抑制の治療薬やiPS細胞を用いた研究が進められている．

　しびれ痛みの治療薬ではNSAIDsとともに抗てんかん薬のカルバマゼピンが神経痛の治療薬として長年用いられていた．現在は皮疹を起こしにくいプレガバリン等が開発され，さらにオピオイド薬が慢性疼痛にも適応拡大され難治性疼痛の治療は大きく前進している．

頭痛はだれでも経験する多い疾患で，肩こりが関与する緊張性頭痛としばしば前駆症状があり拍動や嘔気を伴いやすい片頭痛が多い．片頭痛はセロトニン受容体に作用するトリプタン系薬が開発されて治療は大きく進歩した．さらに予防のため抗体薬が開発されており，1か月から3か月に1回用いる注射薬で発作回数を半分程度に抑える効果が確認されている．

　不眠の治療薬はベンゾジアゼピン系治療薬が広く用いられているが，オレキシン受容体拮抗薬が上市され治療薬の選択の幅が広がった．また抗うつ薬として開発されたセロトニン作用薬も不眠を合併する例に応用されている．

　多発性硬化症や筋ジストロフィー症，脊髄性筋萎縮症などは頻度の高い疾患ではない．しかし，遺伝子治療や抗体薬など治療薬の開発が大きく進んでおり，治療法の無い治らない病気とされた疾患に大きな光が当たりつつあり後半に取り上げた．

　本書が毎日の業務の参考になれば，筆者の望外の喜びである．

2023年7月
済生会今治病院臨床研究センター/脳神経内科
センター長　**野元正弘**
（愛媛大学客員教授/名誉教授）

目次

chapter 05　しびれ，痛みの薬がわかる　57

chapter 06　頭痛の薬がわかる　64

chapter 07　めまいの薬がわかる　72

chapter 01 認知症の薬がわかる

日本における 65 歳以上の認知症患者は約 600 万人で，2025 年には約 700 万人になると推定されており，5 人に 1 人が認知症と推計されている．認知症は誰でもなり得ることから，治療の研究とともに，認知症の人が尊厳と希望をもって過ごし，認知症があっても同じ社会で生きていくことのできる共生の社会を創ることが提唱されている．

この点を押さえておこう！

▷ 認知症は記憶（記銘，保持，想起）する力が低下する疾患である．**アルツハイマー型，血管性，レビー小体型，前頭側頭型**が主なタイプであり，これらが認知症の 9 割以上を占める．また，2 つ以上を合併例する例も少なくない．

▷ 認知症治療薬には大きく分けて「アセチルコリンエステラーゼ阻害薬」と「NMDA 受容体拮抗薬」がある．

▷ 認知症治療薬は，治験により認知症の改善が確認されているが，記憶力の改善効果のみでなく ADL の改善を目標とする．2 ～ 3 か月間用いて効果を評価し継続について検討する．

▷ 認知症の問題行動に対しては少量の抗精神病薬が用いられる．抗精神病薬はドパミン受容体拮抗作用を持ち，興奮や徘徊，暴力，介護への抵抗などの過剰に亢進した精神活動による問題行動を調整する．

病態生理

脳神経疾患で最も多いものは認知症である．公衆衛生の改善と対策に伴い感染症は減少し，高血圧に対する対策が充実して脳梗塞，脳出血，心筋梗塞，腎不全による死亡が予防されている．さら

にがんに対する多くの治療薬と治療法が研究され寿命は毎年延びている．この結果，身体の寿命の延びに脳神経の寿命が追いつかない状態となりつつあり，これが認知症増加の一因と考えられる．

　記憶の低下が認知症の最も大きな症状であり，記憶には大脳のマイネルト基底核から大脳皮質へ投射するアセチルコリン神経の関与が大きい．アルツハイマー病ではアセチルコリン神経が減少し，動物実験でアセチルコリン神経の破壊により記憶力が低下することが確認されている．アセチルコリンエステラーゼはアセチルコリンを分解し，アセチルコリンエステラーゼ阻害薬はアセチルコリンの分解を防いで記憶力を改善させる．NMDA 受容体はグルタミン酸神経受容体で，NMDA 受容体拮抗薬は脳を活性化させて抗認知症作用を示す．また抗パーキンソン病作用も示す（**図 1-1**，**図 1-2**）[1,2]．

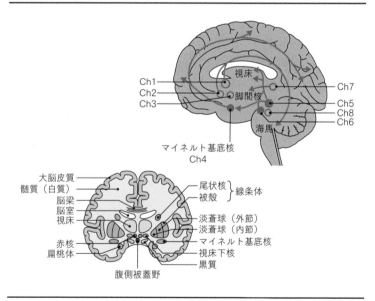

図 1-1　大脳に分布するアセチルコリン神経細胞とマイネルト基底核（文献1より）

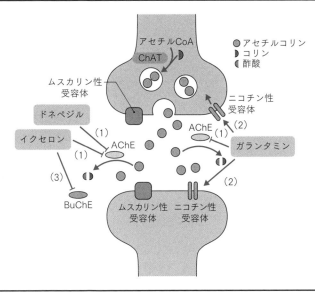

図1-2 アセチルコリンエステラーゼ阻害薬の作用部位（文献2より）

認知症のタイプ

　認知症に対しては脳寿命を延ばす認知症予防とともに，認知症に対する治療が重要である．認知症にはタイプがあり，アルツハイマー型認知症，血管性認知症，レビー小体型認知症，前頭側頭型認知症（指定難病127，発症年齢65歳以下）が主である（**図1-3**）[3]．

　アルツハイマー型認知症はAβタンパク，タウタンパクが脳細胞に蓄積して神経細胞を壊してしまう．記憶力が低下し特に初期には短期記憶が障害される．アルツハイマー型認知症は物忘れが最初の症状であるが，乱暴になる，昼夜逆転，道に迷う，徘徊する，妄想が起こるなど，認知症の行動・心理症状（behavioral and psychological symptoms of dementia：BPSD）が日常生活を障害して受診の理由となることも多い．

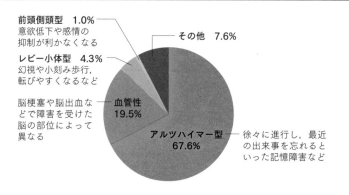

前頭側頭型　1.0%
意欲低下や感情の
抑制が利かなくなる

その他　7.6%

レビー小体型　4.3%
幻視や小刻み歩行,
転びやすくなるなど

脳梗塞や脳出血な
どで障害を受けた
脳の部位によって
異なる

血管性
19.5%

アルツハイマー型
67.6%

徐々に進行し,最近
の出来事を忘れると
いった記憶障害など

図1-3　認知症のタイプ（文献3より）

　血管性認知症は脳血管の動脈硬化により脳機能が低下するもの
で，多くは運動麻痺（脳卒中）も伴う．既往に高血圧があり，大
脳の梗塞や出血を認めることが多い．運動麻痺とともに，まだら
認知症を認める．まだら認知症は「物忘れがあるが，理解力は正
常で，専門的な会話ができる」「同じことができる時と，できない
時がある」など，症状にムラがみられる．

　レビー小体型認知症はαシヌクレインタンパクの蓄積により脳
細胞が変性して起こる疾患で，幻視とパーキンソニズムを伴う．
発症早期から幻視や妄想がみられ，「知らない人が突然やって来
る」，「家に泥棒が潜んでいる」などと訴え，警察や家族，隣近所
に何回も電話したり訴えに行く．配偶者の布団に異性が寝ている
幻視が起こり嫉妬妄想となることも多い．

　前頭側頭葉変性症では多彩な症状を認め，症状と脳の障害部位
により3タイプに分類されている（**図1-4**）．ピック病の発症は40
代から60代と比較的若く，万引きやわいせつなど非社会的行動が
みられる．現役世代に起こることから事件として報道されること
も少なくない．初期には記憶の障害を認めないことから人格が変
化したとみなされることが多い．進行性非流暢性失語症は，脳梗
塞でしばしばみられるブローカ（Broca）失語症が緩徐に起こっ

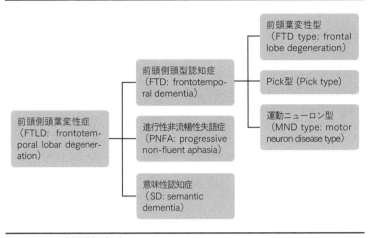

図1-4 前頭側頭型認知症

てくると理解するとよい．また意味性認知症はウェルニッケ（Wernicke）失語症が緩徐に発症すると考えておくとよい．いずれもMRIで側頭葉や前頭葉の萎縮を，シンチグラム検査で同部位の血流量の低下を確認できる．TDP-43などのタンパク質が蓄積し神経細胞が変性する．65歳以下の発症例は難病に指定されている（指定難病127）．

アルツハイマー型認知症の薬

　アルツハイマー型認知症では大脳に分布するアセチルコリン神経細胞の減少が確認され，実験的にもアセチルコリン神経の拮抗薬で記憶低下が起こることから，アセチルコリンの分解を防ぐアセチルコリンエステラーゼ阻害薬が開発された．ドネペジルはエーザイ株式会社により開発され，世界で広く使われた最初の認知症治療薬である．その後，ガランタミン，リバスチグミンが開発されている．いずれもアセチルコリンの分解を抑えてシナプス

間のアセチルコリンを増加させて記憶力を改善させる．また，NMDA 受容体拮抗薬が脳を活性化させることからメマンチンも認知症治療薬として導入されている．NMDA 受容体はグルタミン酸受容体の一つでパーキンソン病の治療にも用いられる（メマンチンは日本では適用外）．脳梗塞後遺症時の意欲低下や自発性低下例にも有効で，非特異的に脳を活性化させる （表1-1）．

表1-1　アルツハイマー型認知症の治療薬

一般名	商品名	効能・効果	主な副作用	作用機序
ドネペジル	アリセプト®	アルツハイマー型認知症，レビー小体型認知症	消化器症状	アセチルコリンエステラーゼ阻害
ガランタミン	レミニール®	アルツハイマー型認知症，レビー小体型認知症	消化器症状	アセチルコリンエステラーゼ阻害
リバスチグミン	イクセロン®パッチ	アルツハイマー型認知症，レビー小体型認知症	皮疹，消化器症状	アセチルコリンエステラーゼ阻害
メマンチン	メマリー®	アルツハイマー型認知症	眠気	NMDA 受容体の拮抗
アマンタジン	シンメトレル®	適応外使用(適応症：脳卒中後遺症，パーキンソン症候群)	興奮	NMDA 受容体の拮抗

血管障害性認知症の薬

　血管障害は高血圧や糖尿病，高脂血症などがリスクとなる．脳梗塞，脳出血の予防が最も重要であり，抗コリンエステラーゼ阻害薬の効果も報告されている（適応外）．NMDA 受容体拮抗薬のアマンタジンは脳梗塞後遺症に対して用いられている．ほぼ100％が腎排泄であり，腎機能低下例では興奮，幻覚，ミオクローヌスなどの中毒症状を起こしやすいので，腎機能を確認しながら用いる．腎機能が中等度で障害の強くない例でも発熱や消炎鎮痛

薬の使用時には，しばしば腎機能が低下しアマンタジン中毒を起こすことがあるので用量を調整して用いる[4].

レビー小体型認知症の薬

　レビー小体型認知症では初期には記銘力の低下は目立たず，幻視妄想を特徴とする. αシヌクレインが沈着して神経細胞が障害される. 大脳皮質の障害では幻視や妄想などの認知症状を起こし，黒質の障害ではパーキンソン病症状を起こす. レビー小体型認知症では幻視や妄想を主訴に受診するが，運動緩慢や筋強剛などのパーキンソニズムを合併していることが多い. 幻視や妄想がADLを強く障害している時にはパーキンソニズムの悪化に注意しながら，少量の抗精神病薬を用いる (**表1-2**).

　運動緩慢がみられ転倒しやすい時には少量のL-ドパを用いながら，幻視，妄想に対しては抗精神病薬も使用する. 抗精神病薬のみを用いると幻視，妄想は軽快するが，パーキンソニズムが悪化し，また転倒して骨折，あるは肺炎を起こしADLが極端に悪化することも少なくない. 精神症状と運動症状，介護の状況を勘案して，総合的に治療の方針を決める.

表1-2 アルツハイマー型認知症に対する処方例

処方例	一般名	商品名	用法・用量	禁忌
基本的な処方例	ドネペジル	アリセプト®	3 mg　1錠で開始して，1〜2週後の5 mg　朝食後　1錠	
	ガランタミン	レミニール®	4 mg　2錠　朝夕食後分2で開始して，4週後に8 mg2錠　朝夕食後分2	
	リバスチグミン	リバスタッチ®	8 mg　1枚／日，4週後に16 mg　1枚／日	
精神興奮，妄想，攻撃性に対して（妄想,興奮,不安への対応）	クロルプロマジン	コントミン®	12.5 mg錠　1錠　夕食後から　3錠分3　毎食後	
	クエチアピン	セロクエル®	25 mg錠　2錠　朝夕食後分2から　100 mg分2	糖尿病
	リスペリドン	リスパダール®	0.5 mg錠　1錠　夕食後から　2錠分2　朝夕食後	
	アリピプラゾール	エビリファイ®	1 mg　1錠　夕食後から　3錠分3　毎食後	
	オランザピン	ジプレキサ®	1.25 mg　1錠　夕食後	糖尿病
	スルピリド	ドグマチール®	50 mg　1錠　夕食後から　2錠分2　朝夕食後	
精神興奮，妄想，攻撃性に対して（軽症例への対応）	チアプリド	グラマリール®	25 mg　2錠　朝夕食後	
	抑肝散	抑肝散	2.5 g　3包　毎食間	
レビー小体型認知症に対して	ドネペジル　レボドパ／カルビドパ　ゾニサミド　クエチアピン	アリセプト®　メネシット®　トレリーフ®　セロクエル®	アリセプト® 3 mgで開始して，1〜2週後に5 mg　朝食後，ドパコール® 50 mg，トレリーフ® 25 mg，セロクエル® 50 mg	
前頭側頭葉変性症の行動障害に対して	ミルタザピン	リフレックス®	15 mg	適応外
	トラゾドン	デジレル®	75 mg	適応外

症例と処方例（80代女性）

　娘と2人暮らし．ADLは独立し，同居する娘は昼間は仕事に出かけている．「大勢の人がやって来る」との幻視・妄想が起こり，近所の人を呼んだり，110番したりしてパトカーが駆けつける．娘に付き添われて受診した．起立歩行は保たれており，不安，興奮は見られない．頸部，四肢の筋強剛を認める．

処方例1
- アリピプラゾール：3 mg　0.5錠　夕食後
- トリヘキシフェニジル：3 mg　分3　毎食後

処方例2
- クロルプロマジン：12.5 mg　1錠　夕食後
- レボドパ/カルビドパ：50 mg　1錠　朝食後
- ゾニサミド（トレリーフ®）：25 mg　1錠　朝食後

前頭側頭型認知症の薬

　前頭側頭型認知症は多様な症状を呈する．前頭側頭葉変性症の1型では性格変化を特徴とする（**図1-3**）．他人からどう思われるかを気にしなくなり，自己本位な行動や万引き，盗食などの反社会的行動がみられる（脱抑制）．ピック病を代表とする．多彩な症状を示し，SSRI（選択的セロトニン取り込み阻害薬）およびトラゾドン（トリアゾロピリジン系抗うつ薬）が行動異常の緩和に有用なことが報告されている（いずれも適応外）．衛生状態，転倒や外傷，事故に配慮して生活できる環境を整える[1]．

効果と副作用：患者さんにどのような影響を及ぼすのか？

アルツハイマー型認知症の認知症状と進行抑制に対して抗コリンエステラーゼ阻害薬，NMDA受容体拮抗薬が承認されている．両者ともに記銘力の向上と日常生活の改善が確認され，承認されている．ドネペジルはアルツハイマー型認知症とともにレビー小体型認知症に対しても承認されている．幻視や妄想に対する効果が期待できる．

いずれの薬も強い副作用は認めないが，アセチルコリンエステラーゼ阻害薬は副交感神経に作用するために唾液分泌の亢進，嘔気，下痢，頻尿などの自律神経症状を起こしやすい．

ドネペジルは1日1回の服用で，ガランタミンは1日2回服用である．

リバスチグミンは日本では貼付薬として開発された．服薬が管理できない例では背中や胸腹部，上腕などに貼付することで確実に摂取できる．皮疹に注意する．

メマンチンはNMDA受容体拮抗薬であり，眠気を起こしやすい．BPSDで興奮しやすい時には特に選択される．いずれも副作用を軽減させるために漸増法で維持量とする（**表1-1**）．

メマンチンと同じくNMDA受容体拮抗薬のアマンタジンは脳血管障害後遺症，パーキンソン症候群に対して承認されている．他のNMDA受容体阻害薬と異なり眠気を起こさず服用しやすい薬であるが，腎機能障害例では血中濃度が上がりやすいことから用量を少なくして用いる（認知症に対しては適応外，メマンチンは海外ではパーキンソン病治療薬としても承認されている．日本では適応外）．

興奮, 幻視, 乱暴, 介護への抵抗などの問題行動への治療薬

認知症の診療では，記憶力の低下と同時に問題行動が受診理由

となっていることが多い.「同じことを何回も聞いてくるので,介護者が耐えられない」,「注意すると怒りだしてしまう」,「説明しても聞いてくれない」,「家族(介護者)に暴力を振るう」「家(施設)を出て行ってしまう」などが受診理由となる.このような症状を BPSD(behavioral and psychological symptoms of dementia;認知症の行動・心理症状)と呼んでいる.BPSD に対してはクロルプロマジン,リスペリドン,アリピプラゾール,クエチアピン,オランザピンなどが用いられる(表1-3).いずれもドパミン神経受容体拮抗薬でドパミン神経の機能を抑制する作用を持ち,精神と運動の活動性を抑制する.統合失調症の治療薬であり,

表1-3 アルツハイマー型認知症:BPSD 対応薬

一般名	商品名	対象例	用量	効能・効果	禁忌	副作用
クロルプロマジン	コントミン®	興奮幻覚暴力暴言	12.5 mg から	統合失調症		パーキンソニズム
レボメプロマジン	ヒルナミン®		5 mg から	統合失調症		パーキンソニズム
スルピリド	ドグマチール®		50 mg から	胃潰瘍 うつ 統合失調症		パーキンソニズム
チアプリド	グラマリール®	軽症例	25 mg から	脳梗塞後遺症に伴う精神興奮 特発性ジスキネジア治療薬		パーキンソニズム
抑肝散	抑肝散	軽症例	3 包分 3 あるいは 1 包寝る前	神経症,不眠症		
リスペリドン	リスパダール®	興奮幻覚暴力暴言	0.5 mg から	統合失調症		パーキンソニズム
アリピプラゾール	エビリファイ®		1 mg から	統合失調症		パーキンソニズム
オランザピン	ジプレキサ®		1.25 mg から	統合失調症	糖尿病	パーキンソニズム
クエチアピン	セロクエル®	軽症例	25 mg から	統合失調症	糖尿病	パーキンソニズム

認知症では適応外使用である．投与量を少なくし統合失調症での推奨用量は用いない．夜に興奮等が起こりやすい例では夕食後の服用とする．服薬が不確実な例では他の治療薬と一包化として食後に服用するとよい．

BPSD に対する精神病治療薬の効果は確実で，ドパミン受容体拮抗薬の使用は認知症診療の重要なカギとなっている．ドパミン受容体拮抗薬であることから薬物性パーキンソニズムを起こしやすく，パーキンソニズムに伴う歩行障害や転倒もしばしば経験する．問題行動が落ち着いてきたら直ちに用量を少なくする．特にレビー小体型認知症では受診時からパーキンソニズムを合併する例が多く，幻視や妄想等が強く，ドパミン神経受容体拮抗薬を用いる時には 1〜2 週間ごとの受診として用量を細かく調整する．

症例と処方例（70 代男性）

妻と娘と 3 人暮らし．1 年前から記憶力低下を感じていたが，半年前から「同じことを何回も聞く」，「指摘すると大きな声で攻撃的に反論する」，「謝らないと暴力を振るう」ようになり，受診した．筋力，腱反射は正常で，歩行は安定している．MMSE 20/30．脳血流シンチグラム検査では後部帯状回，楔前部の血流低下を認める．画像では脳室の拡大や脳梗塞，硬膜下血腫を認めない．血液検査に特記事項を認めない．アルツハイマー型認知症と診断した．

処方例
- メマンチン：20 mg　1 錠　朝食後（5 mg で開始して漸増）
- クロルプロマジン：12.5 mg 錠　1 錠　夕食後

ひと口
メモ
1
認知症の有病率

　認知症は高齢化に伴い頻度の高くなる疾患で，80代前半で20%，後半では40%，90代前半では60%，後半では80%に見られ，要介護となる原因では最も多い疾患となっている[3]．このため，認知症に対しては予防・治療とともに，認知症であっても過ごせる地域社会の構築が提案されている（**図1-5**，**図1-6**，**表1-4**）[5,6]．

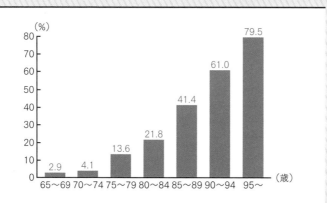

図1-5　認知症の頻度と年齢（文献5より）

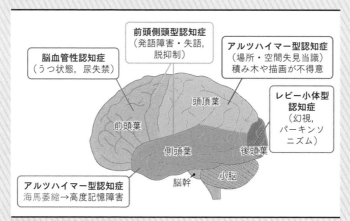

図1-6　大脳皮質の機能と疾患

表1-4 介護を要する原因疾患（文献6より）
（単位：%）

要介護度	第1位		第2位		第3位	
総数	認知症	18.0	脳血管疾患 （脳卒中）	16.6	高齢による衰弱	13.3
要支援者	関節疾患	17.2	高齢による衰弱	16.2	骨折・転倒	15.2
要支援1	関節疾患	20.0	高齢による衰弱	18.4	脳血管疾患 （脳卒中）	11.5
要支援2	骨折・転倒	18.4	関節疾患	14.7	脳血管疾患 （脳卒中）	14.6
要介護者	認知症	24.8	脳血管疾患 （脳卒中）	18.4	高齢による衰弱	12.1
要介護1	認知症	24.8	高齢による衰弱	13.6	脳血管疾患 （脳卒中）	11.9
要介護2	認知症	22.8	脳血管疾患 （脳卒中）	17.9	高齢による衰弱	13.3
要介護3	認知症	30.3	脳血管疾患 （脳卒中）	19.8	高齢による衰弱	12.8
要介護4	認知症	25.4	脳血管疾患 （脳卒中）	23.1	骨折・転倒	12.0
要介護5	脳血管疾患 （脳卒中）	30.8	認知症	20.4	骨折・転倒	10.2

注：熊本県を除いたものである．

ひと口メモ2　視覚と聴覚（認知症での工夫）

　大脳皮質は記憶や思考などの高次機能を担当し，障害される大脳皮質の部位により異なる症状が起こる．アルツハイマー型認知症では海馬の萎縮が起こり記銘力低下が目立つ．特に短期記憶が低下する．このために毎日の生活に必要なものは物入れや引き出しにしまわずに目に見える場所に置くなど，生活を工夫する．また聞いて理解すること（聴覚）が困難でもメモに書いてあること（視覚）は理解しやすいので，必要なことをメモして大きく貼り出しておくとよい．

ひと口メモ ③ 幻視・妄想への対応

レビー小体型認知症では幻視や妄想が起こりやすい．脳血流シンチグラムでは視覚を担当する後頭葉で血流低下を認める．幻視で人がいると訴えても「いない」と否定せずに，「私には見えない」と答えるのがよい．「いない」と否定されると自分自身を否定されているように感じて介護者との関係悪化を招きやすい．

ひと口メモ ④ 認知症治療薬の現状

認知症治療薬は治験で認知症の改善が確認されているが，記憶力の改善は大きくない．臨床的には「記憶力がよくなった」というよりも，「元気になった」，あるいは「明るくなった」ということが効果としてみられる．2～3か月間用いて効果を実感できれば継続とし，はっきりしない時には休薬して効果を確認する．高齢者では複数診療科の治療薬を服用していることが多い．ポリファーマシーを避けるために効果を認めない時には終了とすることも検討する．

ひと口メモ ⑤ 認知症の鑑別診断

症候性の認知症として甲状腺機能低下症，慢性硬膜下血腫，正常圧水頭症，神経梅毒などがある．また，抗不安薬や睡眠薬として用いるベンゾジアゼピン系薬物では前向性健忘が起こることがある．受診時に鑑別診断を行い原因となりうる疾患を除外する．

症例と処方例（50代男性）

　会社部長．決裁した覚えのない書類に気づく．自分は決裁していないことを部下に伝えるが，確かに部長が決裁したという．複数の部下に同様のことを指摘されて受診した．不眠のためにトリアゾラムとリルマザホンを毎日服用していた．日課として日中に運動することを勧め，睡眠薬は屯用にしたところ，健忘は消失した．

処方例1

● 運動療法　歩行（急ぎ足で）　1回30分　週に4回以上

処方例2

● エスゾピクロン：2 mg　1錠　屯　不眠時

参考文献

1) Akira Magazine. 大脳基底核のおはなし.
   https://www.akira3132.info/basal_ganglia.html（2023年3月30日最終閲覧）
2) 下濱 俊. アルツハイマー病の治療—現状と解決すべき諸問題. 日薬理誌 2008; 131: 351-356.
3) 日本神経学会（編）. 認知症疾患診療ガイドライン2017. 医学書院. 2017.
4) Nishikawa N, et al. Plasma amantadine concentrations in patients with Parkinson's disease. Parkinsonism Relat Disord. 2009; 15: 351-353.
5) 厚生労働科学研究費補助金 認知症対策総合研究事業. 都市部における認知症有病率と認知症の生活機能障害への対応. 平成22〜23年度総合研究報告書.
6) 厚生労働省. IV介護の状況. 2019年国民生活基礎調査の概況.
   https://www.mhlw.go.jp/toukei/saikin/hw/k-tyosa/k-tyosa19/dl/05.pdf（2023年3月31日最終閲覧）

chapter 02 脳梗塞・脳出血の薬がわかる

高血圧症に対する取り組みにより，死因としての脳梗塞・脳出血は大きく減少している．しかし，麻痺を起こして要介護となる原因としては認知症に次いで多い（表1-4／→ P.14）．

要点整理 この点を押さえておこう！

▷ **脳血管障害には脳梗塞と脳出血，くも膜下出血があり，いずれも脳血管の病気で，予防には高血圧の治療が最も重要となる．**

▷ 薬物療法は，主に脳梗塞の再発予防に対して行われる．

▷ 脳梗塞では血管が狭くなって起こる脳血栓と，血栓が飛んで血管を閉塞させる脳塞栓があり，原因となる疾患に応じて予防薬を選択する．

▷ 脳梗塞の超急性期では，血栓の溶解，除去が行われる．発症してから4時間半以内であれば血栓溶解薬を投与し，溶解しない時には経皮的血管カテーテルによる血栓除去も行われる．**このため脳梗塞を発症した時間を把握する．**

▷ 脳出血では急性期では脳浮腫を抑制し脳の障害を少なくする治療を行う．

▷ くも膜下出血は脳卒中の10%を占め，脳動脈瘤の破裂が多い．

病態生理

脳梗塞，脳出血は動脈硬化症に伴い起こり，高血圧，肥満，喫煙などがリスク因子となる．また，血管の奇形や動脈瘤，抗リン

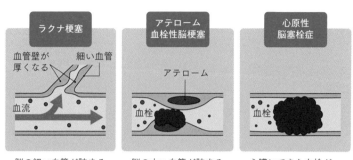

ラクナ梗塞	アテローム血栓性脳梗塞	心原性脳塞栓症
脳の細い血管が詰まる	脳の太い血管が詰まる	心臓にできた血栓が，脳の太い血管を詰まらせる

図 2-1 脳梗塞の原因

脂質抗体症候群など血管や血液に起こる疾患に起因するものがある．**梗塞にはラクナ梗塞，アテローム血栓性脳梗塞，心原性脳塞栓症がある**．ラクナ梗塞は 15 mm 以内の小さな梗塞で穿通枝と呼ばれる細い血管に起こり，高齢者や高血圧患者で起こりやすい．アテローム血栓性脳梗塞は脳内や頸動脈など比較的太い血管の動脈壁にコレステロールなどが溜まって血管内腔が狭くなって起こる．高血圧，高脂血症，糖尿病を持っている中高年に起こりやすい．心原性脳塞栓症は心臓の中にできた血栓が脳へ向かう頸動脈や椎骨動脈へ流れ込んで起こる．心房細動や心臓弁膜症などの心疾患があると起こりやすい．脳梗塞に対しては脳保護療法，血栓溶解療法，抗凝固療法，抗血小板療法，抗浮腫療法等が行われる（**図 2-1**）．

脳梗塞の薬

発症して 4 時間 30 分以内の超急性期では t-PA が適応となり得る．4 時間半以後であれば血栓溶解薬（ウロキナーゼ　注射薬　発

症5日以内），抗凝固療法（アルガトロバン　注射薬　発症48時間以内，ヘパリンナトリウム　静注薬，皮下注薬　10,000単位/日　時間指定なし），運動症状の改善薬（オザグレルナトリウム　静注薬　急性期に使用，発症後の時間指定なし　2週間継続）等で加療し，リハビリテーションを進める.

　リハビリテーションは急性期は良肢位の保持や拘縮の予防などを行い回復期リハビリテーションへつなげる．脳圧の亢進時にはグリセオール®の点滴を行う．エダラボンはフリーラジカルの消去薬であり，脳虚血後早期の病態を改善する．また，虚血周囲のペナンブラ領域で神経細胞を保護する．発症24時間以内に開始する.

　再発予防は，心原性脳塞栓症では急性期からヘパリンの静注を行い，漸次ワルファリンへ切り替える．非心原性脳梗塞では抗血小板薬のアスピリン，クロピドグレル，シロスタゾールが用いられる．これらの予防薬の継続で再発率が30％程度抑制されることが大規模の前向き試験で確認されている[1]．非弁膜症性心房細動時は抗凝固療法薬のダビガトラン，リバーロキサバン，アピキサバン，エンドキサバンなどのDOACを，心臓弁膜症を合併している心原性脳塞栓症ではワルファリンが選択される．リバーロキサバン，エドキサバンは1日1回の服用であり服用錠数を少なくできる．いずれも腎機能低下例では投与量を少なくする．また出血が予想される手術時は治療薬を休薬する．出血リスクの大きさにより休薬期間は異なるので，ガイドラインに従って対応する．なお，抜歯などの小手術や白内障手術では，白血病や血小板低下症などによる出血傾向がなければ休薬は不要とされている（表2-1，表2-2，表2-3）[2,3]．

表2-1 急性期治療薬〔血栓溶解薬（注射薬）〕

一般名	処方例
アルテプラーゼ	34.8万単位/kg　10%を1〜2分で投与し，残りを1時間で静注
ウロキナーゼ	6万単位　1日1回7日間　点滴静注
アルガトロバン	はじめの2日間60 mg/日24時間で持続点滴　その後5日間1回10 mg　2回/日　朝夕　1回3時間かけて点滴静注

表2-2 予防薬

一般名		処方例	効能・効果
ヘパリン		1日1万単位　24時間持続点滴，または1回5,000単位　1日2回皮下注	血栓塞栓症の治療・予防
ワルファリン		血液検査凝固検査値に基づいて用量を設定	血栓塞栓症（脳塞栓症，緩徐に進行する脳血栓症等）の治療・予防
アスピリン		1回100 mg　1日1回	血栓・塞栓形成の抑制：虚血性脳血管障害（TIA，脳梗塞）
クロピドグレル		1回75 mg　1日1回	虚血性脳血管障害後の再発抑制（心原性脳塞栓症を除く）
シロスタゾール		1回100 mg　1日2回	脳梗塞（心原性脳梗塞症を除く）発症後の再発抑制
DOAC		高度腎不全（クレアチニンクリアランス15 mL/分未満）では不可	
	エドキサバン	1日1回　30 mg（体重60 kg以下）　60 mg（体重60 kg超）	非弁膜症性心房細動における脳梗塞予防
	リバーロキサバン	1日1回　15 mg　食後クレアチニンクレアランス30〜49 mL/分では10 mg	非弁膜症性心房細動における脳梗塞予防
	アピキサバン	1回5 mg　2回/日　80歳以上　体重60 kg以下　クレアチニン1.5 mg/dLの2つ以上該当では1回2.5 mg　1日2回へ減量	非弁膜症性心房細動における脳梗塞予防
	ダビガトラン	1回150 mg　1日2回クレアチニンクレアランス30〜50 mL/分では1回110 mgへ減量	非弁膜症性心房細動における脳梗塞予防

表2-3 内視鏡検査・治療時，出血リスクの高い手術時の対応，休薬期間（文献2より）

| | | 観察 | 生検 | 内視鏡術時 | | | 出血リスクの高い手術時 |
| | | | | 出血低頻度 | 出血高頻度 | | |
					休薬が困難	休薬が可能	
抗血小板薬	アスピリン	◎	○	○	○	3～5日休薬	7～14日
	チエノピリジン系：クロピドグレル，チクロピジン，プラスグレル	◎	○	○	アスピリン，シロスタゾールへ切り替え		7～14日
	その他の抗血小板薬	◎	○	○	1日休薬		3日
抗凝固薬	ワルファリン	◎	○ 治療域	○ 治療域	○治療域/ヘパリンへ置換/一時的にDOACへ変更		3～5日（INRの確認必要）
	DOAC	◎	○ ピーク期避ける	○ ピーク期避ける	ヘパリンへ置換	当日休薬	24時間～4日

◎休薬不要
○休薬不要で対応可能
治療域：PT-INRが通常の治療域内
ピーク期避ける：抗凝固薬服用の2～4時間以降
/：または

出血時の対処の容易な処置・小手術（抜歯，白内障手術など）では内服継続

脳出血の薬

脳出血では治療においても予防においても血圧の管理が最も重要である．血圧の治療薬は半減期の長い薬が開発されており，1回飲み忘れても直ちに降圧効果が消失することはない．飲み忘れた時には食後にかかわらず思い出した時に服用するように指導する．血圧の管理は130以下が望ましいとされているが，この値を基準とすると高齢者では起立時に低血圧で意識を失い，救急搬送される例もしばしば経験する．治療ガイドラインはエビデンスに基づく重要な基準を示しているが，利用する時は症例に応じた対応が望まれる．

なお，急死は入浴時が最も多く，脳血管障害あるいは心筋梗塞等の血管障害に起因するとされている．準備室を含めて十分な温度管理を勧める．

効果と副作用：患者さんにどのような影響を及ぼすのか？

アスピリンはプロスタグランジンの合成を抑制して血小板の凝集能を低下させて梗塞を予防する．一方，プロスタグランジンは胃酸分泌を抑制しており，アスピリンにより胃酸分泌は増加するために胃炎や胃潰瘍が増加する．梗塞予防にアスピリンを投与すると致命的な出血は少ないが，消化管出血は対照群の2倍程度に増加する[4, 5]．このために胃酸分泌抑制薬のPPIとの合剤が発売されている．ワルファリンは相互作用の多い治療薬であるが，血液凝固時間（PT，APTT）をモニターしながら長年用いられており，日本ではINR（international normalized ratio）2程度を目標に調整されることが多い．DOAC（direct oral anti-coagulant）は

ワルファリンに比べると定期的な凝固時間検査を要しない治療薬である．しかし，腎機能（GFR）の低下例では出血を起こしやすいことから，CCr50 mL 未満，あるいは体重 60 kg 以下では投与量を半量とする．

　脳血管障害の予防には高血圧の治療が最も重要である．血圧は140/90 mmHg 以上を治療の対象とし，健康な後期高齢者，両側頸動脈狭窄や脳主幹動脈閉塞を伴う脳血管障害，タンパク尿を伴わない慢性腎臓病（CKD）では 140/90 mmHg 未満，それ以外は130/80 mmHg 未満が降圧の目標とされている．しかし，高齢者では低血圧のために意識消失を起こす例も少なくないので，個々の例に合わせて治療を進める．

ひと口メモ 1　家庭血圧と医療機関での血圧

　脳卒中は予防が重要で普段から血圧のチェックをしてもらう．家庭での血圧は医療機関での測定値よりも一般に低い．ただ，血圧の基準値は医療機関での測定値をもとに長期の健康観察を経て設定されている．家庭血圧が基準値以内であれば，医療機関での血圧が高くても治療が不要というわけではない．白衣高血圧はよく知られており，高血圧治療を勧められても自宅での血圧が医療機関よりも低いため治療を開始しない患者さんは多い．このような時には職場や外出先など，いろいろな場所で自分の血圧を記録してもらう．日内変動を認めることも多いので高血圧が疑われる時には，朝，昼，夕に測定を勧める．また，数回を測定すると最初が高く 2 回目，3 回目と下降していくので，下降した時のみでなく「3 回とも記録してもらう」とよい．

　脳梗塞の再発例では血圧の基準を収縮期で 130 mmHg としている[1]．これを目標に加療するが，血圧には変動があり低血圧を起こ

して気分不良や意識消失を起こす例も見られる．基準を目標にしながら各患者さんに応じて治療薬を調整する．

抗血栓症薬の休薬

　血栓予防のためにアスピリン服用中の虚血性脳卒中例あるいは一過性脳虚血発作（TIA）例では，アスピリン中止・休薬により再発リスクのオッズ比は3.4（95%信頼区間1.08-10.63，p < 0.005）と上昇するため[1]，副作用に注意して服薬の継続が勧められる．低用量アスピリン服用中は胃潰瘍の頻度が高く（6.5%）なるため，PPIによる再発予防が勧められる[6]．

　梗塞予防薬のアスピリン，クロピドグレル，チクロピジン，ワルファリンは出血時に休薬する必要がある．検査や外科手術時の休薬についてはガイドラインが示されている[7]．抜歯については原則としてアスピリンは7～10日間，DOACでは24～48時間，ワルファリンは5日間が推奨されている[8]．しかし，休薬により梗塞のリスクは上昇するため，止血が容易である抜歯，白内障手術時では抗血小板薬は内服継続が勧められている．また，出血危険度の低い消化器内視鏡では抗血小板薬は継続してよいとされている．出血危険度の高い消化器内視鏡では，アスピリン以外の抗血小板薬は休薬を原則とし，休薬期間はチエノピリジン誘導体（チクロピジン，クロピドグレル）では5～7日間，チエノピリジン以外の抗血小板薬（アスピリン，シロスタゾールなど）では1日間の休薬とし，血栓塞栓症の発症リスクの高い症例では，アスピリン，あるいはシロスタゾールへの置換を考慮して検査を実施することが勧められている[1]．また，DOACやワルファリンは通常の抜歯や消化管内視鏡では休薬せずに施行し，出血高危険度の消化管内視鏡ではワルファリンは継続，あるいは一時的にDOACへ変更し，

DOAC 服用者では前日まで内服を継続し，処置当日の朝から内服を中止し，処置翌日朝に出血のないことを確認して再開する[1]．

アスピリン服用時の消化管出血の頻度

脳血栓症例では，アスピリンの服用で再発が 30%低下する．一方，消化管潰瘍の頻度は 10.7%である[6]．このために低用量アスピリンの血栓症予防投与時には消化管潰瘍の再発抑制に対して PPI（エソメプラゾール，ランソプラゾール，ラベプラゾール，ボノプラザンフマル酸）が保険適応となっている．ただ，最初からの予防投与は適応とされていない．

脳血管障害と地域における救急医療体制の構築

脳血管障害の急性期治療では発症後の時間が重要であり，地域ごとに救急体制を構築して診療が行われている．発症して 4 時間半以後の場合，あるいは睡眠中に起こり発症時間が不明な時には血栓溶解薬や抗凝固療法を選択する．このことから各地域で消防隊と連携して 24 時間の救急体制がとられている（t-PA 診療体制など）．

降圧薬の服用時間

降圧薬は半減期が長く，1 日休薬しても降圧作用が急に消失することはない．また，飲み忘れて服用時間がずれても効果に大きな低下はないので，思い出した時に服用するように勧める．

参考文献

1) 日本脳卒中学会 脳卒中ガイドライン委員会（編）．脳卒中治療ガイドライン 2021．協和企画．2021．

2) 愛媛大学医学部附属病院薬剤部．抗血小板薬・抗凝固薬の手術前休薬期間の目安．2018 年 11 月改訂．
https://www.hsp.ehime-u.ac.jp/medicine/wp-content/uploads/Dinews201811-1.pdf
（2023 年 3 月 30 日最終閲覧）

3) 日本消化器病学会．抗血栓薬服用者に対する消化器内視鏡検査・治療時の対応は？
大腸ポリープ診療ガイドライン 2020（改訂第 2 版）．南江堂．2020．

4) Sugawara M, et al. Low-dose aspirin for primary prevention of cardiovascular events in elderly Japanese patients with atherosclerotic risk factors: Subanalysis of a randomized clinical trial (JPPP-70). Am J Cardiovasc Drugs. 2019; 19: 299-311.

5) Elwood PC, et al. Systemic review and meta-analysis of randomized trials to ascertain fatal gastrointestinal bleeding events attributable to Preventive low-dose aspirin: no evidence of increased risk. PLoS One. 2016; 11: e0166166.

6) 日本消化器学会（編）．消化性潰瘍診療ガイドライン 2020．南江堂．2020．pp.134-152．

7) 日本消化器内視鏡学会．抗血栓薬服用者に対する消化器内視鏡診療ガイドライン 2012．

8) 日本有病者歯科医療学会．抗血栓療法患者の抜歯に関するガイドライン 2020 年版．学術社．2020. p.7．

てんかんの薬がわかる

てんかんは発作を繰り返す脳の病気で，神経細胞の電気的な興奮により起こる．テレビや映画では意識を失って四肢を震わせる強直間代発作が演じられることが多いが，日常診療では四肢のけいれんを伴わない複雑部分発作や欠神発作の方が多い．診察時に発作を見ることは多くないので，詳細な病歴の聴取が重要である．また，家族や介護者による発作時のビデオ記録があると診断に有用である．

要点整理 **この点を押さえておこう！**

▷ てんかんは頻度の高い疾患で治療により生活を改善できる疾患である．全世代でみられ，小児期とともに**60歳以上の高齢者で頻度が高くなる**．

▷ 遺伝性疾患で見られることも多いために「自分の家系にはそのような病気はない」として診断を受け入れず，治療を始めさせない家族に遭遇することも少なくない．しかし，**ありふれた疾患**で，遺伝性でない例も多く，脳梗塞や外傷，脳炎などでも起こりやすくなること，高齢者では特に頻度の高くなることなどを説明し，**治療する**ことが有益であることを十分に説明する．

▷ てんかんは脳神経細胞の異常な興奮が脳内で広がって起こる．このためにてんかん治療薬は神経細胞の興奮抑制作用を持つ．

▷ てんかんにはサブタイプがあり，焦点発作と全般発作がある．タイプにより症状も治療薬の効果も異なるために，**てんかんのタイプを診断する**．

▷ 高齢者では複雑部分発作と大発作が多い．小児では欠神発作（小発作），大発作，スパズム（点頭発作）とともに熱性けいれんがみられる．

▷ てんかんの診断には病歴の聴取が最も重要となる．介護者による発作時の動画の記録は特に参考となる．脳波で異常を認めるとてんかんである確率は90％以上で，特異度は高い．しかし，

1回の検査で異常の確認される例は30%〜50%であり，脳波で異常を認めなくてもてんかんは否定できない[1]．

▷ てんかんは70〜80%では薬物治療によりコントロールできる．20〜30%では難治であり，発作が持続することから治療薬の調整を長期に続ける．

▷ 高齢者では初回発作後の再発率が高いため（66〜90%），初回発作後から治療を考慮する[1]．

病態生理

　てんかんは頻度の高い疾患で，100人当たり0.5〜1人が発症し，日本では約100万人のてんかん患者が存在する．発病年齢は3歳以下が多く，成人では減少するが，60歳以上では再び増えてくる（**図3-1**）[1,2]．

　神経細胞は他の神経との情報の伝達のために絶えず電気的に興奮している．てんかんはてんかん発作を引き起こす病態が持続的にみられる疾患で，特別な刺激がなくても興奮し，その電気的興奮が周囲に広く伝播していく時がてんかん発作になる．脳波検査ではこの電気的な興奮がスパイク，あるいはウェーブとしてとらえられる．抗てんかん薬はこの神経細胞の電気的興奮を抑制し，あるいは他の神経細胞への伝播を抑制するように作用している．

　抗てんかん薬の作用機序は①Naチャネル阻害，②高電位依存型Caチャネル阻害，③GABA代謝阻害，④抗グルタミン酸受容体作用，⑤GABAA受容体活性化，⑥シナプス小胞タンパクへの作用，⑦低電位依存型Caチャネル阻害，⑧AMPA受容体遮断作用である．抗てんかん薬の主な作用機序は，①がカルバマゼピン，フェニトイン，ラモトリギン，ゾニサミド，ラコサミドで，②はガバペンチン，ラモトリギン，トピラマート，レベチラセタム，

③はガバペンチン，ビガバトリン，④はトピラマート，フェノバルビタール，ラモトリギン，ペランパネル，⑤はフェノバルビタール，ベンゾジアゼピン系薬剤，⑥はレベチラセタム，⑦はエトスクシミド，バルプロ酸，ゾニサミド，⑧はペランパネルである.

抗てんかん薬の主な副作用は，いずれも眠気がみられる．**重大な副作用として皮疹**があり，カルバマゼピン，ラモトリギン，フェノバルビタール，フェニトイン，ゾニサミドでは投薬開始後3か月間程度は皮膚粘膜眼症候群（Stevens-Johnson syndrome：SJS），中毒性表皮壊死症（toxic epidermal necrolysis：TEN），薬剤性過敏症候群（drug-induced hypersensitivity syndrome：DIHS）が起こることがあるので，開始時は処方期間を短くし，皮疹の起こる時には休薬して来院することを説明しておく．特にカルバマゼピンでは報告が多い．**妊娠については催奇形性を最小限に抑える**．バルプロ酸は頻度の高いことから妊娠可能な女子では使用を避けるようにする．抗てんかん薬は**薬物相互作用**を起こすことが多く，**結核，がん，重症感染症，真菌症，心筋梗塞，脳梗塞，糖尿病**等に対する治療薬を用いる時には確認を要する．これに対して新規抗てんかん薬のガバペンチン，ラモトリギン，トピラマート，レベチラセタム，ラコサミド，ペランパネルは酵素誘導作用は少なく薬物相互作用が少ない．特にレベチラセタムとガバペンチンには相互作用はほとんどない．これらの新規抗てんかん薬のてんかん抑制作用は以前の治療薬とほぼ同等である.

てんかんにはサブタイプがあり，焦点発作と全般発作がある．タイプにより症状も治療薬の効果も異なるために，てんかんのタイプの診断を行う．大脳の一部分から始まる焦点発作と両側の大脳から始まる全般発作があり，焦点発作には意識が保たれる意識保持発作（単純部分発作）と意識を消失する意識減損発作（複雑部分発作）がある．全般発作では欠神発作，ミオクロニー発作，強直間代発作などがある.

抗てんかん薬は，焦点性てんかんに対してはカルバマゼピン，

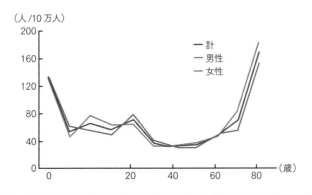

図3-1 てんかんの有病率と年齢（文献2より）

フェニトイン，ゾニサミド，レベチラセタムにレベルAのエビデンスがある．ガイドラインではカルバマゼピンを第一選択薬としている．高齢者の焦点性てんかんにはガバペンチンとラモトリギンにレベルAのエビデンスがある．小児の欠神発作ではバルプロ酸とエトスクシミドにレベルAのエビデンスがある．全般てんかんに対してはバルプロ酸を推奨している．ただし，妊娠可能な女子に対しては催奇形性の観点から避ける．難治性の強直間代発作ではペランパネルの奏効する例がある．

複雑部分発作の薬

複雑部分発作は数十秒から20分間程度まで持続する発作で，口をもぐもぐさせたり，歩き回ったり，本のページやスマホを触り続けたりする．呼びかけても返事はなく，発作中のことは覚えていない．脳波検査では側頭葉に棘波を認めやすい．60歳を過ぎてから起こる発作では最も多い．治療薬はカルバマゼピン，レベチラセタムが用いられる．カルバマゼピンは低価格で効果が強力で

あり，第一選択薬であるが，強い皮疹を起こすことがあり，開始時は 100 mg 錠，夕食後 1 回を 2 週間以内の処方で開始する．3 か月間程度までは特に注意を要するが，服薬を開始して 10 年以上経過してから薬疹を起こす例もあるので，常に念頭に置いておく．

大発作，強直間代発作の薬

　30 秒〜1 分間程度四肢を進展させ，その後 2〜3 分間四肢を屈曲伸展させる発作である．強直発作時は呼吸できないため，しばしばチアノーゼを認める．てんかんという言葉で最もよく連想される発作である．フェニトインが有効で，バルプロ酸，ラモトリギン，レベチラセタムなどが第一選択薬とされる．

小発作の薬

　小児によくみられる．持続は短く，1 日に何回も起こる．意識はなく発作時の記憶もないが，数年間見逃されていることも多い．脳波で 3 サイクルの棘徐波複合を認める．バルプロ酸が第一選択薬である．服用しやすく低価格であるが，胎児に対しては催奇性が高いので，妊娠可能な女子への投与は避けるようにする（表 3-1，表 3-2）．

表3-1 抗てんかん薬

経口薬	用量・用法
バルプロ酸	400 ～ 1,200 mg 徐放錠は1日1～2回服用 即放錠は1日2～3回服用 セレニカ®Rは1日1回服用
	徐放錠は即放錠よりも催奇性は低いとされる
レベチラセタム	1,000 mg 2回に分服 最大3,000 m g
ラモトリギン	25 mgから開始 5週目に100 mg 維持量100～200 mg 1～2回に分服
	バルプロ酸併用時は半分へ減量する
カルバマゼピン	200 mg2回分服から漸増 通常1日600 mg 最大1,200 mgまで
フェニトイン	200～300 mg 3回分服
トピラマート	1回50 mg 1日1～2回 1週間以上あけて漸増 維持量200～400 mg/日 最大600 mg/日
ラコサミド	100 mg/日1日2回分服で開始して1週間以上あけて100 mg/日以下で漸増する 維持量200 mg 最大400 mg/日
ガバペンチン	初日600 mg 2日目1,200 mg 3日目以降1,200～1,800 mg/日 3回分服
ペランパネル	1日1回2 mgで開始 就寝前 1週間以上あけて2 mgずつ漸増 1日1回8 mg 最大12 mg
フェノバルビタール	30～200 mg/日 1～4回分服
プリミドン	初期3日間は250 mg/日 就寝前 3日ごとに250 mgずつ1,500 mg/日まで漸増 2～3回分服 1日最大2,000 mg
クロナゼパム	初回0.5～1 mg/日 1～3回分服 徐々に増量 維持量2～6 mg/日
クロバザム	初期10 mg/日 徐々に増量 維持量10～30 mg/日 1日最大40 mg
注射薬	用量・用法
ホスフェニトインナトリウム	てんかん重積状態：初回22.5 mg/kg静注 3 mg/kg/分か150 mg/分の低い方を超えない 維持量5～7.5 mg/kg/日 脳外科手術・意識障害時のてんかん抑制：初回15～18 mg/kg静注 1 mg/kg/分か75 mg/分の低い方を超えない 維持量5～7.5 mg/kg/日
ミダゾラム	てんかん重積状態：0.15 mg/kg静注 投与速度の目安1 mg/分 必要に応じて0.1～0.3 mg/kg/回で追加するが，総量0.6 mg/kgを超えない
ロラゼパム	てんかん重積状態：2 mg/分で緩徐に静注 4 mg/回 必要に応じて4 mgを追加 総量8 mg以下
ジアゼパム	てんかん重積状態：初回10 mg できるだけ緩徐に静注（太い静脈に2分以上かけて），筋注 必要に応じて3～4時間ごと 1日最大1 mg/kg

表3-2 抗てんかん薬の選択

		第1選択薬	第2選択薬
焦点発作		カルバマゼピン	バルプロ酸
		レベチラセタム	フェニトイン
		ラモトリギン	クロバザム
		トピラマート	フェノバルビタール
		ゾニサミド	ガバペンチン
			ペランパネル
			ラコサミド
全般発作	強直間代発作 間代発作	バルプロ酸	ラモトリギン
			レベチラセタム
			トピラマート
			ゾニサミド
			クロバザム
			フェノバルビタール
			フェニトイン
			ペランパネル
	欠神発作	バルプロ酸	ラモトリギン
		エトスクシミド	
	ミオクロニー発作	バルプロ酸 クロナゼパム	レベチラセタム
			トピラマート
			ピラセタム
			フェノバルビタール
			クロバザム
	脱力発作 強直発作	バルプロ酸	ラモトリギン
			レベチラセタム
			トピラマート

効果と副作用：患者さんにどのような影響を及ぼすのか？

　てんかん治療薬は脳神経細胞の興奮を抑制する．てんかんの抑制とともに，眠気や集中力の低下が副作用としてみられる．治療

効果の評価とともに，眠気の有無，程度，アレルギー症状の有無に注意しながら用量を調整する．血中濃度測定が保険適応となっている治療薬が多いので，血中濃度，副作用，効果を評価しながら用量の調整を行う．カルバマゼピンは激しい皮疹を伴う薬疹を起こすことがある．3か月以内に起こることが多いために投与開始時には1〜2週間ごとの来院とする．10年以上経過してから起こることもある．

てんかん治療の開始

　初回発作症例の5年以内の再発率は約35％であり，2回目の発作が出現した場合は，その後1年以内の再発率は73％と高くなり，2回目の発作時には抗てんかん薬による治療開始が推奨される．ただ，高齢者では初回発作後の再発率が高いため（66〜90％），初回発作後すぐからの治療開始を検討する[1]．

認知症とてんかん

　アルツハイマー型認知症の5％で側頭葉てんかんを合併しており，高齢者でてんかんが増加する一因でもある．発作は1〜3分間程度の意識消失および自動症を特徴とする複雑部分発作が多く，発作中は意識を消失して呼びかけへの反応がなくなり，発作中にあったことを覚えていない．周りのものを意味もなく触る，口をクチャクチャとさせるなどの口部および手の自動症が特徴的である[3,4]．

てんかん治療薬と妊娠

　妊娠と薬物では奇形の発生率が大きな課題となる．一般集団での発生率は2〜3%であり，これが薬物治療について検討する際のベースラインとなる．抗てんかん薬ではバルプロ酸は催奇形性が高い．ラモトリギン，レベチラセタムをはじめとして新規抗てんかん薬では催奇性は低い．従来のフェニトイン，カルバマゼピン，フェノバルビタールはバルプロ酸と新規抗てんかん薬の中間に位置づけられる[5]．

てんかん治療薬と授乳

　授乳により母乳を介して児が抗てんかん薬を摂取する．摂取量は少量であるが，乳児の代謝・排泄能力を考慮して相対的乳児摂取量を計算する．レベチラセタム，ガバペンチン，カルバマゼピン，バルプロ酸，フェニトインは母乳から摂取される量が少なく，かつ乳児から排泄されやすい．フェノバルビタール，ゾニサミド，エトスクシミドでは乳児へ移行するために注意が必要である．クロナゼパム，ジアゼパムなどのベンゾジアゼピン系では中間に位置する．

　授乳リスクの評価では，カルバマゼピン，バルプロ酸，フェニトイン，レベチラセタム，ガバペンチン，トピラマート，ラモトリギンは低リスクで，フェノバルビタール，ゾニサミド，エトスクシミド，プリミドンはやや高めのリスクとされている．対応としてはフェノバルビタール，ゾニサミド，エトスクシミド，プリミドン，ベンゾジアゼピン系を服用中は，完全母乳にこだわらずに混合栄養を取り入れつつ対応することが勧められる[5]．

症例と処方例（10代女性）

　高校3年生．自宅で家族と話している時に突然に声を出し始め，話しかけても反応はなかった．その後2階へ駆け上がったため，見に行くと部屋で倒れていた．開眼していたが，ぼんやりしており話しかけても反応はなかった．頭部MRIでは異常所見を認めず，脳波検査では側頭葉，頭頂葉に棘波を認めた．複雑部分発作と診断した．

処方例

● レベチラセタム：1,000 mg　分2　朝夕食後

症例と処方例（50代女性）

　皆で集まってテーブルでお茶を飲んでいた．一点を見つめて口をもぐもぐさせ，手をもじもじさせていた．話しかけても返事をしなかった．15分程度で元に戻ったが，後で聞いても覚えていなかった．同様のことを繰り返すために受診した．頭部MRI検査では異常所見を認めず，脳波検査では側頭葉に棘波を認め，複雑部分発作と診断した．

処方例

● カルバマゼピン：200 mg　分2　朝夕食後

症例と処方例（80 代男性）

　1 日に 3 時間程度，肉を切る業務に従事していた．職場で倒れているのを発見されて受診した．身体，神経症状，生化学検査に異常を認めず，画像，脳波でも異常を認めなかった．病歴を聴取したところ 1 年前から強直間代発作を起こしていることが確認された．大発作と診断した．

処方例

●バルプロ酸徐放錠：400 mg　分 2　朝夕食後

参考文献

1)　日本神経学会 (監). てんかん診療ガイドライン 2018. 医学書院. 2018.

2)　Sen A, et al. Epilepsy on older people Sen. Lancet. 2020; 395: 735-748.

3)　Anderson VE, et al. Genetic heterogeneity in the epilepsies. Adv Neurol. 1986; 44: 59-75.

4)　Subota A, et al. The association between dementia and epilepsy: A systematic review and meta-analysis. Epilepsia. 2017; 58: 962-972.

5)　加藤昌明. 抗てんかん薬. 伊藤真也, ほか (編). 薬物治療コンサルテーション 妊娠と授乳 改訂 3 版. 南山堂. 2020.

パーキンソン病の薬が
わかる

　パーキンソン病は 60 歳以上の 1 ～ 2% に見られ，人口の高齢化により増加している．加齢に伴い脳のドパミン神経は減少する．パーキンソン病ではドパミン神経の減少が早くなり，大脳基底核のドパミン濃度が 20% 以下，黒質のドパミン細胞数が 60% 以下になると巧緻運動の障害や運動緩慢が起こる．70 代後半での発症が最多で，診療を受けている世代は 80 代が最も多くなっている．このために発症しても加齢による運動緩慢，あるいは振戦と考えられ，進行するまで診断されない例が多い．

要点整理　この点を押さえておこう！

▷ パーキンソン病は黒質から線条体へ分布するドパミン神経が変性して減少する疾患である．治療では低下したドパミンを補充する．

▷ 動作が遅くなる，ボタンかけなどの細かい動作がしにくくなる，膝に手を置いている時などの静止時にふるえる，姿勢が前かがみになる，などの症状で発症する．**いずれも加齢によって起こりやすくなる症状で，年齢による症状とされ診断されていないことも多い．**

▷ 発症年齢は 20 ～ 90 代まで幅広い．発症の平均は 70 代前半で，**発症のピークは 70 代後半であり，治療を受けている患者は 80 代前半が最も多い** [1-3]．

▷ 高齢での発症は診断時の障害が強く，ヤールの重症度分類では 3 度以上が多い．

▷ 治療により ADL は改善し，生命予後も改善して一般とほぼ同様の寿命となっている．**80 代での死亡が多く，死因では全体人口と比較して誤嚥性肺炎が多い** （図4-1，図4-2，図4-3）
[2-4]．

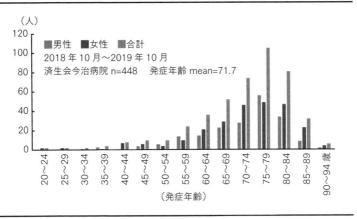

図4-1 パーキンソン病患者の発症年齢（文献4より）

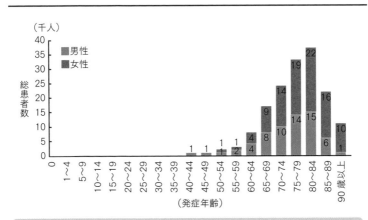

> パーキンソン病患者の数は年齢とともに増加し，
> 70代後半～80代前半で最も高くなります
> 40歳以下で発症するものは「若年性パーキンソン病」と呼ばれ，
> 遺伝子異常が明らかにされた症例も含まれます

【対象・方法】調査日現在において，継続的に医療を受けている者の数を次の算式により推計した．
総患者数＝入院患者数＋初診外来患者数＋（再来外来患者数 × 平均診療間隔 × 調整係数（6/7））
調査の期日は，病院については，2017年10月17日（火）～19日（木）の3日間のうち病院
ごとに指定した1日とし，診療所については，2017年10月17日（火），18日（水），20日（金）
の3日間のうち診療所ごとに指定した1日とした．

図4-2 年齢別にみたパーキンソン病患者の数（2017年患者調査より）（文献3
より）

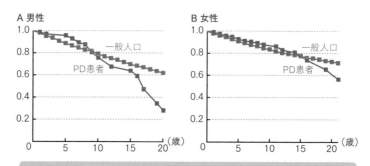

A 男性 / B 女性

- 一般人口と比較して，PD患者では生存率が低下していた
- 男性PD患者では，発症17年以降に生存率が著明に低下していた
- 最も多い死因は肺炎であった

図4-3 パーキンソン病の予後（文献2より）

病態生理

黒質ドパミン細胞が減少するが，ドパミン受容体は保たれるため，ドパミン補充療法が奏効する．ドパミン神経は加齢により減少しており，パーキンソン病では年齢に比較して一層減少する．ドパミン神経の減少はシンチグラムで評価できる．ドパミン神経とともにドパミン受容体や他の神経細胞も変性する大脳皮質基底核変性症，進行性核上性麻痺，多系統萎縮症などではドパミン補充療法の効果は低下する．病初期では鑑別診断の困難なことも少なくないので，少量のL-ドパから治療を開始して経過を見て診断する．治療の開始時には「パーキンソン病の診断は3年程度で確認できるので，とりあえず不足するドパミンを補うように治療しましょう」と説明してよい．パーキンソン病では運動症状とともに，非運動症状がみられる．便秘は運動症状の発症以前からみられることが多く，レム睡眠行動障害（REM sleep behavior disorder：RBD）やうつ症状も多い．発症は40〜80代まで多く，最も多いのは70代後半である．発症後の予後は年齢や個人差が大きいが，生命予後は全

体との差はなくなりつつある [6]（ 図4-4 ， 図4-5 ， 図4-6 ）.

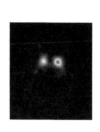 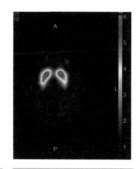

SBR	SBR
AVE 2.56 Rt 2.10 Lt 2.33	AVE 7.98 Rt 8.02 Lt 7.93

パーキンソン病（左側）では線条体がドット状に描出される
健常人（右側）ではコンマ状となる

図4-4 DA Transporter Imaging

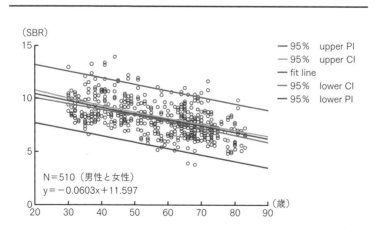

図4-5 SBR of Healthy Controls（文献5より）

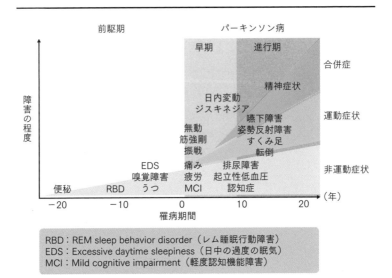

図4-6 パーキンソン病の経過と臨床症状（文献7より）

RBD：REM sleep behavior disorder（レム睡眠行動障害）
EDS：Excessive daytime sleepiness（日中の過度の眠気）
MCI：Mild cognitive impairment（軽度認知機能障害）

パーキンソン病の薬

　ドパミンは消化管から吸収されない．また，血管内から脳へ移行しない．これに対して前駆物質のL-ドパはアミノ酸チャネルを介して腸管から血管へ，また，血管内から脳内へ吸収される．脳内へ移行してからドパミンとなり受容体に作用する．L-ドパはアミノ酸と同様に代謝が早く，半減期は1時間程度である．また，ドパミンも脳内で代謝が早く，1時間程度で代謝される（**図4-7**）[8]．病初期でドパミン神経が残存している時には薬効の低下（ウェアリングオフ）を感じることはない（**図4-8**）．発症して4～5年経過すると服薬から次の服薬までにウェアリングオフを感じるようになる（**図4-9**，**図4-10**）．L-ドパの服用回数を増やすか，ドパミンアゴニストの併用，ドパミンあるいはL-ドパの代謝を抑制して効果時間を延長するモノアミン酸化酵素阻害薬（monoamine oxidase inhibitor：MAOI）や COMT 阻害薬（catechol-O-methyltransferase inhibitor：COMTI）を併用してウェアリングオフを軽減させる（図4-11）[1]．

ドパミンアゴニストはドパミンに代わってドパミン受容体を刺激する．L-ドパよりも半減期が長く，徐放剤を用いると1日1回の服用で治療できる．投与開始時には嘔気が出やすいために漸増して用いる．ウェアリングオフの軽減が得られ，また夜間の動きにくさや起床時に動きにくいモーニングオフの改善が期待できる．

ドパミン神経受容体以外に作用する薬には，抗コリン薬（アセチルコリン受容体のうちムスカリン受容体へ作用する），グルタミン神経受容体の NMDA 受容体拮抗薬に作用するアマンタジン，アデノシン受容体拮抗薬であるイストラデフィリン，抗てんかん薬で抗振戦作用が期待できるゾニサミドがある．アマンタジンは服用しやすく嘔気や倦怠感を起こすことはない．また L-ドパで誘発されるジスキネジアを抑制してくれる．腎排泄性であり，腎障害例では幻覚やミオクローヌスなどの中毒症状を起こしやすい．

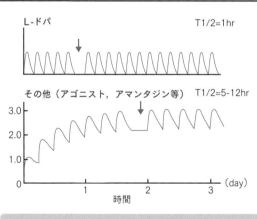

服薬を忘れると（↓），L-ドパは血中濃度が著しく低下する
その他の薬（下段）では保たれる

図4-7 非ドパミン系薬の特徴

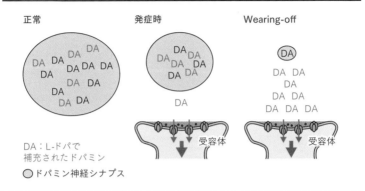

正常　　　　　　　発症時　　　　　Wearing-off

DA：L-ドパで
補充されたドパミン

◯ ドパミン神経シナプス

受容体　　　　　　　受容体

図4-8　ウェアリングオフ（wearing-off）の機序

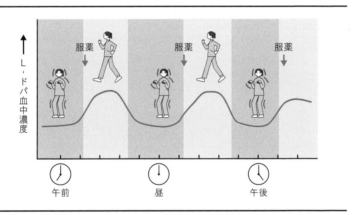

L - ド パ 血 中 濃 度

服薬　　　　　服薬　　　　　服薬

午前　　　　　　　昼　　　　　　　午後

図4-9　ウェアリングオフのイメージ（文献8より）

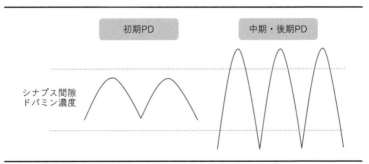

初期PD　　　　　　中期・後期PD

シナプス間隙
ドパミン濃度

図4-10　ウェアリングオフと脳内ドパミン

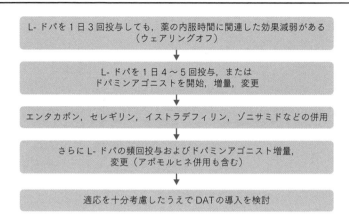

図4-11 ウェアリングオフへの対応（日本神経学会（編）．パーキンソン病診療ガイドライン2018．医学書院．2018．p.125．より）

　治療薬の選択については基本方針がガイドラインに示されている[1]．L-ドパとドパミンアゴニストを中心に，L-ドパの補助薬と非ドパミン薬を用いている．臨床試験を行い，L-ドパにMAOB阻害薬（MAOBI），COMTI，ドパミンアゴニストを追加した時の有効性が示されている．しかし，L-ドパを増量した時との比較試験の結果は得られていない．どちらがよいか患者ごとに検討して治療を組み立てていくこととなり，受診時に治療効果を確認しながら処方を行う．

　一般的にはL-ドパで治療を開始し，薬効が短くなって起こるウェアリングオフに対して効果の高いアゴニストが併用される．またMAOBIを追加し，さらにCOMTIが併用される．振戦の残る例ではゾニサミドが選ばれる．アマンタジンは眠気や消化器症状を起こさないので，L-ドパを飲みにくい例でも使いやすい．また，ジスキネジアの強い例では抗ジスキネジア作用を期待できる．ドパミンアゴニストの貼付薬は嚥下障害や肺炎時など，服薬が不十分となる時には特に有用である（**表4-1**，**表4-2**）．

表4-1 パーキンソン病治療薬

種別	治療薬	用法
L-ドパ製剤	レボドパ / カルビドパ	レボドパ / カルビドパ 10:1 製剤
	レボドパ / ベンセラジド	レボドパ / ベンセラジド 4:1 製剤（力価はレボドパ/カルビドパの1.3倍[9]）
	レボドパ / カルビドパ（ゲル）	経腸溶液
	レボドパ注射薬	25 ～ 50 mg/ 日 1 ～ 2 回に分割投与，経口薬不可時には 50 mg/ 生食 100 mL を 1 日に 2 ～ 3 回
	レボドパ注射薬	持続皮下注薬
ドパミンアゴニスト	プラミペキソール	0.5 mg 徐放錠は 0.375 mg で開始 標準 1.5 mg ～ 4.5 mg
	ロピニロール	1 回 0.25 mg 1 日 3 回 徐放錠は 2 mg 1 日 1 回で開始 標準 3 ～ 9 mg/ 日 最大 15 ～ 16 mg
	ロピニロール貼付薬	1 日 8 mg で開始 24 mg で効果 最大 64 mg
	ロチゴチン	1 日 1 回 4.5 mg で開始 標準 9 ～ 36 mg 最大 36 mg（貼付薬）
	アポモルヒネ注射薬	皮下注薬 1 回 1 mg で開始 投与間隔 2 時間以上 最大 6 mg/ 回 1 日 5 回まで
モノアミン酸化酵素阻害薬（MAOBI）	セレギリン	1 日 1 ～ 2 回 5 mg は朝夕に分服 7.5 mg では朝 5 mg 昼 2.5 mg に分服
	ラサギリン	1 日 1 回
	サフィナミド	1 日 1 回
L - ドパ賦活薬	ゾニサミド	1 日 1 回
COMT 阻害薬（COMTI）	エンタカポン	レボドパと同時服用
	オピカポン	1 日 1 回 食事の前後 1 時間に
アデノシン受容体拮抗薬	イストラデフィリン	1 日 1 回
NMDA 受容体拮抗薬	アマンタジン	初期 100 mg/ 日 維持量 200 mg/ 日 最大 300 mg/ 日 3 回分服
抗コリン薬	トリヘキシフェニジル	初日 1 mg 2 日目 2 mg 以後 2 mg/ 日ずつ増量 維持量 6 ～ 10 mg/ 日
	ビペリデン	1 回 1 mg 2 回 / 日 維持量 3 ～ 6 mg/ 日 分服
ノルアドレナリン系作用薬	ドロキシドパ	1 日 1 回 100 mg 標準：600 mg 分 3 1 日最大 900 mg

表4-2 パーキンソン病の処方例

処方例1	**治療開始時**
	レボドパ / カルビドパ 50 mg 錠　2 錠　分 2　朝夕食後 または レボドパ / カルビドパ 50 mg 錠　3 錠　分 3　毎食後
処方例2	**ウェアリングオフ出現時**
	レボドパ / カルビドパ 100 mg　3 錠　分 3　毎食後 または ラサギリン 0.5 mg　1 錠　朝食後
処方例3	レボドパ / カルビドパ 100 mg　3 錠　分 3　毎食後 または オピカポン 25 mg　1 錠　寝る前
処方例4-1	夕方にオフが起こり夕食の準備や業務で困る時
	レボドパ / カルビドパ 100 mg　3 錠　分 3　毎食後 または レボドパ / カルビドパ 100 mg　1 錠　分 1　16 時
処方例4-2	夕方にオフが起こり錠剤の追加を希望されない時
	レボドパ / カルビドパ 100 mg　2 錠　分 2　朝夕食後 または レボドパ / カルビドパ / エンタカポン　1 錠　分 1　昼食後

L-ドパについて

　最も効果が高く，価格の観点からも使いやすい．開始時には服用後 30 分以内に倦怠感や眠気が起こりやすい．可能であれば，服用後にうたた寝をするとよい．少量からゆっくりと調整する．開始時には症状の改善を自覚されていないことも少なくない．起立，歩行など，動画で記録して患者，家族と一緒に見ながら評価して治療薬を調整するとよい（shared decision making）．

ドパミンアゴニストについて

　L-ドパに次いで効果の高い治療薬である．眠気が起こりやすいために，眠気のある時には自動車の運転や危険を伴う機械の操作には関わらないように注意することが必要である．アゴニストの

開発時にはジスキネジアやウェアリングオフの発症を遅らせることがコンセプトで，初期からの使用が推奨されていたが，傾眠の誘発が課題となっているために自動車の運転をやめた高齢者に使うことが多くなっている．貼付薬もあるため高齢で嚥下障害のある例でも確実に治療できる．

モノアミン酸化酵素阻害薬（MAOI）について

アゴニストに次いで効果の高い治療薬である．L-ドパの作用を高める．1日1回の服用で効果が得られ，薬剤の数が多くならないことが有利である．一方，相互作用から抗うつ薬や一部の鎮痛薬との併用が禁忌とされるため，治療の幅を狭める点が不利となっている．

COMT 阻害薬（COMTI）について

血中でのL-ドパの濃度を高くする．効果は強くないが，他剤との相互作用は多くない．ウェアリングオフの強い例で，L-ドパの回数を増やせない時や，増やしても吸収の不安定な例で適応となる．

ゾニサミドについて

抗てんかん薬である．てんかんを合併するパーキンソン病で用いられ，パーキンソン病に対する効果も確認されて，repositioningにより開発された．運動緩慢，ウェアリングオフなど，いずれの症状にも効果が確認されているが，特にL-ドパで残存する振戦に対する効果が注目される．副作用が少なく使いやすい．

イストラデフィリンについて

カフェインが実験的に動物のカタレプシーに効果を示すことか

ら，アデノシン拮抗薬の抗パーキンソン病作用に注目して開発された．実験的にはモデル動物の自発運動の増加は強くない．モデル動物の姿勢をよくして元気にすることから非運動症状への効果が注目される．

ドロキシドパ（ドプス®）について

　ノルアドレナリン神経細胞はパーキンソン病でも減少することから開発された．実験動物では自発運動を減少させる．臨床的にはすくみへの効果が観察されており，"急ぎ過ぎない"ことですくみを改善させるかもしれない．

効果と副作用：患者さんにどのような影響を及ぼすのか？

　L-ドパはパーキンソン病の特効薬であるが，服用開始時に改善を実感できる場合と，眠気や倦怠感などL-ドパの副作用をより強く感じてしまう場合がある．L-ドパはドパミンへの代謝を防ぐドパ脱炭酸酵素阻害薬（decarboxylase inhibitor：DCI）との合剤として用いられている．DCIは末梢でドパミンへ代謝されることを抑制して嘔気を減らす．ドパ脱炭酸酵素阻害薬にはカルビドパ製剤とベンセラジド製剤があり，日本ではカルビドパ製剤の力価は低く製剤されている[8]．このために治療の開始時や，倦怠感や眠気の強い時には，低用量から開始できるカルビドパ製剤の50 mg錠が使いやすい．

　ドパミン受容体は腸管にもあり消化管の活動を低下させる．このためにパーキンソン病治療薬は便秘を起こしやすく，また体重減少を起こしやすい．ドパミンは延髄の化学受容体に作用して嘔気を起こす．L-ドパにより減少したドパミン細胞の機能が回復させ日常生活や動作の速度が改善される．精神的にも意欲が改善し

てくることが多い. 一方眠気や倦怠感, 不安が増えることも少なくない. 進行期では意欲的になるものの介護への抵抗や介護者に対し乱暴になることも少なくない. L-ドパの作用を本人とともに介護者にも理解してもらい, よりよい治療を継続する.

　ドパミンアゴニストはL-ドパに比べて半減期が長く, 効果が持続する. このためにL-ドパとアゴニストの組み合わせでパーキンソン病の治療を行うことが基本である. MAOIとCOMTIは半減期の短いL-ドパの補助剤であり, L-ドパ3錠/日に対してMAOI, COMTIの追加で症状が改善することは臨床試験で示されている. しかし, L-ドパを4錠/日とした時との比較試験は行われていない. ガイドラインではL-ドパの服用回数を4〜5回とし, ウェアリングオフの軽減を確認できたらMAOIやCOMTIを用いることを提案している. L-ドパの増量と他剤追加のどちらがよいかは個々の例で検討して治療を行う.

ひとロメモ1　難病について

　パーキンソン病は難病に指定されている. 難病の対象はヤールの重症度分類3度以上で, 日常生活障害度が2度以上である (指定難病6). 発症して10年以上経過してもヤールの重症度分類3度以上には進行しない患者さんも少なくない. 「難病に罹ったので, 希望がない」と言われる患者さんもおられるが, 「ほとんど進行せずに難病にならない場合も多くあるので, 気長に治療に取り組みましょう」と説明している. パーキンソン病関連疾患の進行性核上性麻痺 (指定難病5), 多系統萎縮症 (指定難病17), 大脳皮質基底核変性症 (指定難病7) はいずれも一定の基準 (modified Rankin Scale: mRS3以上, Bathel Index 85以下) を設けて難病に指定されている (表4-3), (表4-4), (表4-5)[10,11].

表4-3 パーキンソン病難病診断基準（文献9より）

＜診断基準＞
以下の診断基準を満たすものを対象とする（Probable は対象としない）
1．パーキンソニズムがある[※1]
2．脳 CT または MRI に特異的異常がない[※2]
3．パーキンソニズムを起こす薬物・毒物への曝露がない
4．抗パーキンソン病薬にてパーキンソニズムに改善がみられる[※3]
以上4項目を満たした場合，パーキンソン病と診断する（Definite）
なお，1，2，3 は満たすが，薬物反応を未検討の症例は，パーキンソン病疑い症例（Probable）とする

※1．パーキンソニズムの定義は，次のいずれかに該当する場合とする．
　　(1) 典型的な左右差のある安静時振戦（4〜6Hz）がある．
　　(2) 歯車様強剛，動作緩慢，姿勢反射障害のうち2つ以上が存在する．
※2．脳 CT または MRI における特異的異常とは，多発脳梗塞，被殻萎縮，脳幹萎縮，
　　著明な脳室拡大，著明な大脳萎縮など他の原因によるパーキンソニズムである
　　ことを明らかに示す所見の存在をいう．
※3．薬物に対する反応はできるだけドパミン受容体刺激薬または L-ドパ製剤によ
　　り判定することが望ましい．
（平成27年1月1日　概要・診断基準等 厚生労働省作成）

表4-4 パーキンソン病難病重症度基準（文献10より）

＜重症度分類＞
Hoehn-Yahr 重症度分類3度以上かつ生活機能障害度2度以上を対象とする

Hoehn-Yahr 重症度分類
0度　　　パーキンソニズムなし
1度　　　一側性パーキンソニズム
2度　　　両側性パーキンソニズム
3度　　　軽〜中等度パーキンソニズム．姿勢反射障害あり．日常生活に
　　　　　介助不要
4度　　　高度障害を示すが，歩行は介助なしにどうにか可能
5度　　　介助なしにはベッドまたは車椅子生活

生活機能障害度
1度　　　日常生活，通院にほとんど介助を要しない
2度　　　日常生活，通院に部分的介助を要する
3度　　　日常生活に全面的介助を要し，独立では歩行起立不能

※診断基準および重症度分類の適応における留意事項
1．病名診断に用いる臨床症状，検査所見等に関して，診断基準上に特段の規定がな
　い場合には，いずれの時期のものを用いても差し支えない（ただし，当該疾病の
　経過を示す臨床症状等であって，確認可能なものに限る）．
2．治療開始後における重症度分類については，適切な医学的管理の下で治療が行われ
　ている状態であって，直近6か月間で最も悪い状態を医師が判断することとする．
3．なお，症状の程度が上記の重症度分類等で一定以上に該当しない者であるが，高額
　な医療を継続することが必要なものについては，医療費助成の対象とする．
（平成27年1月1日　概要・診断基準等 厚生労働省作成）

表4-5 難病重症度基準（平成27年1月1日　概要・診断基準等　厚生労働省作成）

<＜重症度分類＞
modified Rankin Scale（mRS），食事・栄養，呼吸のそれぞれの評価スケールを用いて，いずれかが3以上を対象とする>

日本版 modified Rankin Scale（mRS）判定基準書	
modified Rankin Scale	参考にすべき点
0　全く症候がない	自覚症状および他覚徴候がともにない状態である
1　症候はあっても明らかな障害はない：日常の勤めや活動は行える	自覚症状および他覚徴候はあるが，発症以前から行っていた仕事や活動に制限はない状態である
2　軽度の障害：発症以前の活動がすべて行えるわけではないが，自分の身の回りのことは介助なしに行える	発症以前から行っていた仕事や活動に制限はあるが，日常生活は自立している状態である
3　中等度の障害：何らかの介助を必要とするが，歩行は介助なしに行える	買い物や公共交通機関を利用した外出などには介助を必要とするが，通常歩行，食事，身だしなみの維持，トイレなどには介助を必要としない状態である
4　中等度から重度の障害：歩行や身体的要求には介助が必要である	通常歩行，食事，身だしなみの維持，トイレなどには介助を必要とするが，持続的な介護は必要としない状態である
5　重度の障害：寝たきり，失禁状態，常に介護と見守りを必要とする	常に誰かの介助を必要とする状態である
6　死亡	

日本脳卒中学会版
食事・栄養（N）
0. 症候なし．
1. 時にむせる，食事動作がぎこちないなどの症候があるが，社会生活・日常生活に支障ない．
2. 食物形態の工夫や，食事時の道具の工夫を必要とする．
3. 食事・栄養摂取に何らかの介助を要する．
4. 補助的な非経口的栄養摂取（経管栄養，中心静脈栄養など）を必要とする．
5. 全面的に非経口的栄養摂取に依存している．

呼吸（R）
0. 症候なし．
1. 肺活量の低下などの所見はあるが，社会生活・日常生活に支障ない．
2. 呼吸障害のために軽度の息切れなどの症状がある．
3. 呼吸症状が睡眠の妨げになる，あるいは着替えなどの日常生活動作で息切れが生じる．
4. 喀痰の吸引あるいは間欠的な換気補助装置使用が必要．
5. 気管切開あるいは継続的な換気補助装置使用が必要．

※診断基準および重症度分類の適応における留意事項
1. 病名診断に用いる臨床症状，検査所見等に関して，診断基準上に特段の規定がない場合には，いずれの時期のものを用いても差し支えない（ただし，当該疾病の経過を示す臨床症状等であって，確認可能なものに限る）．
2. 治療開始後における重症度分類については，適切な医学的管理の下で治療が行われている状態であって，直近6か月間で最も悪い状態を医師が判断することとする．
3. なお，症状の程度が上記の重症度分類等で一定以上に該当しない者であるが，高額な医療を継続することが必要なものについては，医療費助成の対象とする．

ひとロメモ2　薬物性パーキンソニズムについて

　パーキンソン病は運動症状の発症前から不安を訴える患者さん
が多い．このために「うつ」に用いられるスルピリドやアリピプラ
ゾールなどのドパミン受容体拮抗薬の処方を受けていることも少
なくない．パーキンソン病の不安症状に対して処方され，パーキ
ンソン病症状が顕在化して受診される．対象薬物の中止が原則で
あるが，直ちに中止すると不安症状が強くなり QOL が低下するの
で，L-ドパ治療を先行させ，運動症状を軽快させたのちに，対象薬
物を減量・中止するとよい．必要であれば抗不安薬など，他剤へ
の変更も検討する．鑑別には DaTSPECT や MIBG シンチグラフィが
有用である．

ひとロメモ3　体重減少について

　パーキンソン病の治療を開始して半年から1年すると体重減少
の起こることが少なくない．食欲は低下しないので，治療して運
動量が増えたことやパーキンソン病治療薬による消化管機能の低
下が影響していると考えられる．対応が必要な場合には末梢性ド
パミン受容体拮抗薬のドンペリドンを1回1錠　毎食後（食前投与
が原則であるが食後でもよい，保険適応は嘔吐症，慢性胃炎，L-ド
パ製剤投与時）で2～3か月処方するとよい．体重減少時には，が
ん検診も勧める．

ひとロメモ4　治療ゴールの設定

　パーキンソン病治療のゴールは年齢によって異なってくる．65
歳未満で業務を継続している時や家事を担当している時には，治

療のゴールは日常の担当業務を十分に継続できることとなり目標は高くなる．毎日をゆっくりしたリズムで生活できる場合には，転倒を避けることを中心に治療薬を調整する．介護が必要となるヤールの重症度分類4度5度では幻視や興奮等の精神症状が起こることも多いので，介護困難を起こさないように配慮して治療を進める．

ひとロメモ 5　リハビリテーションについて

　運動により神経栄養因子が増えることが報告され，運動自体がパーキンソン病の発症や進行を抑制することが確認されている[12]．運動療法はすべての時期に必要であり，医療機関で行うリハビリテーションとともに各自が毎日運動を継続することが重要となる（home-based exercise）．どのような運動ができるかは一人一人異なるので状況に合わせて指導する．ヤールの重症度分類1度2度ではジムへ通うこともよい．3度ではウォーキングが勧めやすい．4度5度では自宅や介護施設での時間をかけたストレッチを勧めている．継続できることが重要で，運動の指導とともに励まし続ける[13]．長時間の運動が困難な場合には，2～3分間の運動を1時間ごとに繰り返すことを勧める．

ひとロメモ 6　幻覚・妄想・興奮への対応

　ドパミン神経はパーキンソン病で減少し，これを補うL-ドパは動作緩慢を改善する．しかしドパミン神経は精神機能も活発にするため，幻視や妄想，興奮を起こすことがある．特にパーキンソン病の進行期では起こりやすい．不安を増強することもある．スルピリドはうつへの適応がありドパミン受容体に拮抗し不安を抑制する．クロルプロマジン，リスペリドン，アリピプラゾールなどの

抗精神病薬も用いられる．これらは統合失調症やうつの治療薬であり適応外使用である．パーキンソン病症状の悪化に配慮しながら1～2週間の短期間の処方で対応する．クエチアピン，オランザピン，アリピプラゾールは錐体外路系への作用が比較的少ない．

ひと口メモ7 ジスキネジアへの対応

ジスキネジアは中期以降に見られ，主に薬効のみられるオン時に見られる．多くの例では対応は不要であるが，程度が強いと日常生活に支障を来す．対応の必要な例では抗パーキンソン病作用薬の減量を行う．減量によりADLが低下する場合には，アマンタジン，また，メトクロプラミドにより改善が期待できる．

1) Rp) アマンタジン（シンメトレル®）　200～300mg　分2
　　 朝夕　GFR（腎機能）低下時には減量する．
2) Rp) メトクロプラミド（プリンペラン®）5mg　3錠　分3
　　 毎食後

ひと口メモ8 痛みへの対応

パーキンソン病では痛みを起こすことが多い．ドパミン欠乏自体が疼痛の閾値を下げて痛みを起こしやすくする．前傾姿勢により脊柱管狭窄症が起こり，脊髄症，あるいは根性ニューロパチーによる痛みも起こりやすい．消炎鎮痛薬とともに，神経障害性疼痛治療薬を用いるが，効果が不十分な例では弱オピオイドが適応となる．また，合成オピオイドも用いることができるようになった．ただ，神経障害性疼痛治療薬のセロトニン作用薬や弱オピオイドはいずれもMAOIとは併用禁忌となる．MAOIを中止する時にはL-ドパやドパミンアゴニストの増量を行って中止することが勧

められる.

処方例)
- トラマドール塩酸塩 50 mg 2 錠　分 2
- フェンタニル（貼付薬）0.5 mg　1 枚から漸増　他のオピオイド薬からの切り替えで用いる.
- レボドパ / カルビドパ 100 mg 分 2 追加（セレギリン, ラサギリン, あるいはサフィナミドの中止に対応して）

参考文献

1) 日本神経学会（編）. パーキンソン病診療ガイドライン 2018. 医学書院. 2018. p.125.

2) Nakashima K, et al. Prognosis of Parkinson's disease in Japan. Tottori University Parkinson's Disease Epidemiology (TUPDE) Study Group. Eur Neurol. 1997; 38 Suppl 2: 60-63.

3) 厚生労働省. 平成 29 年患者調査　上巻第 62 表「総患者数, 性・年齢階級 X 傷病小分類別」.
https://www.e-stat.go.jp/stat-search/files?page=1&layout=datalist&toukei=00450022&tsta=000001031167&cycle=7&tclass1=000001124800&tclass2=000001124801&second2=1（2023 年 3 月 31 日最終閲覧）

4) 野元正弘. 注目の新薬. 診断と治療 2020; 108: 794-804.

5) Matsuda H, et al. Japanese multicenter database of healthy controls for [^{123}I]FP-CIT SPECT. Eur J Nucl Med Mol Imaging. 2018; 45: 1405-1416.

6) Rajput AH, et al. Timely levodopa (LD) administration prolongs survival in Parkinson's disease. Parkinsonism Relat Disord. 1997; 3: 159-165.

7) Kalia LV, et al. Parkinson's disease . Lancet. 2015; 386: 896-912.

8) 野元正弘. パーキンソン病の基礎 Part3. パーキンソン病の治療. 日本ベーリンガーインゲルハイム. 1995. p.40.

9) Iwaki H, et al. Pharmacokinetics of levodopa/benserazide versus levodopa/carbidopa in healthy subjects and patients with Parkinson's disease. Neurol Clin Neurosci. 2014; 3: 68-73.

10) 厚生労働省. 平成 27 年 1 月 1 日施行の指定難病.
https://view.officeapps.live.com/op/view.aspx?src=https%3A%2F%2Fwww.mhlw.go.jp%2Ffile%2F06-Seisakujouhou-10900000-Kenkoukyoku%2F0000157751.docx&wdOrigin=BROWSELINK（2023 年 3 月 30 日最終閲覧）

11) 厚生労働省. 指定難病とすべき疾病の支給認定にかかる基準.
https://www.mhlw.go.jp/file/05-Shingikai-10601000-Daijinkanboukouseikagakuka-Kouseikagakuka/0000055568.pdf（2023 年 3 月 30 日最終閲覧）

12) Fox SH, et al. International Parkinson and movement disorder society evidence-based medicine review: update on treatments for the motor symptoms of Parkinson's disease. Mov Disord. 2018; 33: 1248-1266.

13) 堀 匠, ほか. パーキンソン病のリハビリテーションの実際 1 軽中等症期の理学療法. Video J Mov Disord. 2022; 13: 4-8.

chapter

05

しびれ，痛みの薬が わかる

　しびれ，痛みを起こす疾患は多く，原因となっている**疾患の診断**を行う．脳脊髄の障害による中枢性神経障害性疼痛と根部，末梢神経の障害による末梢神経障害性疼痛がある．

要点整理　この点を押さえておこう！

▷ 中枢性神経障害では**脳血管障害，脊柱管狭窄症**による**脊髄症，外傷性脊髄障害，多発性硬化症**が多い．

▷ 末梢性神経障害では**絞扼性／圧迫性ニューロパチー**（手根管症候群や外側大腿皮神経麻痺，椎間板ヘルニアなど）と**糖尿病性ニューロパチー**が最も多く，次いで**化学療法誘発性ニューロパチー**（chemotherapy induced peripheral neuropathy：CIPN），**アルコール性ニューロパチー，帯状疱疹後神経痛**が多い．

▷ **神経障害性疼痛治療薬**が開発され，末梢性疼痛にも，中枢性疼痛にも用いることができる．

病態生理

　中枢性疾患によるしびれ，痛みは脳と脊髄に由来する．脳に由来する疾患では脳梗塞や脳出血の後遺症として起こるものが多い．脊髄に由来する疾患では脊柱管狭窄症により脊髄が圧迫されて起こる脊髄症が多い．脳と脊髄に病変を起こしやすい疾患には多発性硬化症がある．感覚神経と運動神経を障害し，後遺症としてしびれや痛みの持続する例が多い（**表5-1**）[1]．

　末梢性疾患では絞扼性ニューロパチーと糖尿病性ニューロパ

チー，アルコール，化学療法誘発性ニューロパチーが最も多く，ついで帯状疱疹後神経痛がみられる．

絞扼性ニューロパチーには手根管症候群（正中神経），肘部管症候群（尺骨神経），外側大腿皮神経麻痺，足根管症候群（脛骨神経），梨状筋症候群（坐骨神経），胸郭出口症候群（腕神経）などがあり，末梢神経障害性疼痛が起こりやすい．絞扼性ニューロパチーではサポーター等を用いて患部の安静が重要である．帯状疱疹後神経痛は急性期に抗ウイルス薬による治療を受けることにより神経痛は少なくなってきた．脊柱管狭窄症では脊椎椎間孔での圧迫が起こりやすい．糖尿病では血管の障害に伴う末梢神経障害性疼痛が多いが，高齢者では脊柱管狭窄症との合併例も多い．

表5-1 神経障害性疼痛の薬物療法アルゴリズム（文献1より）

第一選択薬
Caチャネルα2δリガンド
プレガバリン，ミロガバリン，ガバペンチン
セロトニン・ノルアドレナリン再取り込み阻害薬（SSRI）
デュロキセチン
3環系抗うつ薬
アミトリプチリン，ノルトリプチリン，イミプラミン

↓

第二選択薬
ワクシニアウイルス接種家兎抽出液含有製剤
トラマドール

↓

第三選択薬
麻薬性鎮痛薬
フェンタニル，モルヒネ，オキシコドン，ヒドロモルフォン，タペンタドール，ブプレノルフィン

神経障害性疼痛の薬

プレガバリン（リリカ®），ミロガバリン（タリージェ®）が開発され広く使われている．両者の作用機序は似ており，Caチャネルα2σリガンドである．これまでの治療薬としては抗うつ薬のデュロキセチン，アミトリプチリンが用いられ（表5-2），次にトラマドール（トラマール®），ワクシニアウイルス接種家兎抽出液含有製剤（ノイロトロピン®）が用いられている．効果が不十分であればフェンタニル（貼付薬），モルヒネ塩酸塩（錠・末）などのオピオイド製剤を使うことができる（表5-2）．また三叉神経痛には抗てんかん薬のカルバマゼピン（テグレトール®）が承認されているが，強い皮疹の起こることがあり，治療開始時には1～2週間以内の短期間で経過観察する必要がある（表5-1）．治療によりしびれ感は軽快するが，完全に消失することは多くない．自覚的に「半分程度となった」時には著効していると考えてよい．また，しびれ感を持ちながらも，より良い日常生活を送る工夫も重要である（表5-2）．

NSAIDs（非ステロイド性抗炎症薬）

OTC薬となり汎用されているロキソプロフェン，アセトアミノフェン，アスピリンや，作用時間が長く，1日1回投与のピロキシカムやメロキシカム，COX-2に選択性が高く胃腸障害の軽度なセレコキシブが用いられている．

オピオイド系治療薬

弱オピオイドのトラマドールが開発されて広く用いられてい

る．胃腸障害を起こしにくいことから長期に使用しやすい．一方，消化管運動には抑制作用を有するため，便秘を起こしやすい例では下剤を併用する．また中等度から高度の慢性疼痛に対してはフェンタニルの貼付薬が使えるようになったり，他のオピオイドから切り替えて用いる．

効果と副作用：患者さんにどのような影響を及ぼすのか？

　プロスタグランジン E2 は末梢神経の終末に作用して痛みに対する閾値を下げている．消炎鎮痛薬はプロスタグランジン産生酵素であるシクロオキシゲナーゼを阻害してプロスタグランジンの産生を抑制し，痛みに対する閾値を上昇させる．プロスタグランジン E2 は多く作用を持ち，胃酸の分泌を抑制している．このために消炎鎮痛薬は胃酸の分泌を増やし胃潰瘍を起こしやすいので，処方時には胃炎・胃潰瘍の予防を行う．神経障害性疼痛治療薬はてんかんの治療薬として用いられるものもあり，神経細胞の興奮を抑制して鎮痛に作用する．このために眠気を起こしやすい．オピオイドはがん性疼痛に用いられてきた．日本では使用量が少なく疼痛への対応が十分でないとの指摘もあり，がん以外の難治性疼痛への使用が増えつつある．

ひとロメモ 1　両手のしびれ

　手根管症候群は正中神経の手根部での圧迫により起こり，橈側（拇指側）がしびれる．しかし，手全体のしびれの訴えをしばしば経験する．しびれや疼痛では，障害神経の支配領域よりも広い部位で

感じる関連痛様の事象がみられる．肘部での採血時に痛みを感じ，採血後に前腕全体の痛みとしびれ感が持続することもある．正中神経を穿刺した可能性を考えて紹介を受けるが，運動麻痺や他覚的な感覚障害を認めない時には時間とともに軽快するので，正中神経障害の所見がなければ経過を見ることで対応している．

ひと口メモ2　しびれと病歴

しびれは，手指，体幹の違和感やじんじんとした感覚を指しているが，脱力，麻痺などを指して使われることもある．診療で病歴を聞く時には「しびれ」がどの感覚で使われているかを確認することが必要である．

ひと口メモ3　ギラン・バレー症候群について

ギラン・バレー症候群は最もよく知られた脳神経疾患である．年間に10万人当たり1〜2人と発症頻度の少ない疾患である．下肢に始まり上行性の運動麻痺を特徴とする．症状は数日でピークを迎える．髄液で細胞数は増加せず，タンパク質は上昇するタンパク細胞解離を認める．免疫グロブリンが使えるようになり，治療効果は向上している．細菌やウイルス感染を契機に作られた抗体が末梢神経の髄鞘に作用して麻痺を起こす．しびれ感の起こることも多い．

ギラン・バレー症候群は再発しないが，慢性の経過を示すものでは慢性炎症性脱髄性多発神経炎がある．髄液でタンパク細胞解離を認め，免疫グロブリンが奏効する．免疫介在性ニューロパチーによるしびれ，運動麻痺を呈する．

表 5-2 しびれ・痛みで用いられる薬

種別	一般名	商品名	処方例	適応等
神経障害性疼痛の治療薬	Ca チャネルα2δリガンド	リリカ®（プレガバリン）	25 mg 朝夕2回から開始して150 mg程度で維持，眠気，だるさに注意して，300 mg 最大600 mgまで	神経障害性疼痛，線維筋痛症
		タリージェ®（ミロガバリン）	5 mg 朝夕2回から開始して，1週間以上あけて，10 mg2回，最大15 mg 2回まで	神経障害性疼痛
弱オピオイド	トラマドール	トラマール®	25 mg1日4回，1日最大300 mgまで	慢性疼痛
	トラマドール/アセトアミノフェン配合薬（37.5/325 mg）	トラムセット®	1回1錠 1日4回，1日最大8錠まで 4時間以上あける	非がん性慢性疼痛
麻薬性鎮痛薬	フェンタニル（テープ薬）	フェントス®テープ	オピオイドからの切り替えで使用	中等度から高度の慢性疼痛
	モルヒネ塩酸塩	モルヒネ	1回5～10 mg1日 15 mg	鎮痛（激しい疼痛時）
	ブプレノルフィン（テープ薬）	ノルスパン®テープ	1回5 mg，最大20 mg，7日ごとに貼り替え	非オピオイド鎮痛薬で治療困難な変形性関節症，腰痛症に伴う慢性疼痛

次頁へつづく

前頁からつづき

非ステロイド性抗炎症薬（NSAIDs） 適応：消炎・鎮痛：頸肩腕症候群, 変形性関節症, 腰痛症 など	アセトアミノフェン	カロナール®	1回300〜1,000 mg, 4〜6時間以上あける 1日最大4,000 mg	頭痛, 症候性神経痛, 腰痛症, 筋肉痛
	アスピリン	アスピリン末	1回0.5〜1.5g, 1日2〜3回	頭痛, 症候性神経痛, 関節リウマチ
	ロキソプロフェン	ロキソニン®	1回60mg 3回/日, 屯用60〜120mg	変形性関節症, 腰痛症, 頸肩腕症候群
	イブプロフェン	ブルフェン®	600mg/日 3回分服	腰痛症, 頸肩腕症候群
	ジクロフェナクナトリウム	ボルタレン®	75〜100mg/日 3回分服, 屯用25〜50mg	変形性関節症, 腰痛症, 頸肩腕症候群
	メフェナム酸	ポンタール®	初回500mg, 以後6時間ごと250mg	変形性関節症, 腰痛症, 症候性神経痛, 頭痛
	インドメタシンファルネシル	インフリー®	1回200mg 2回/日, 朝夕食後	変形性関節症, 腰痛症, 頸肩腕症候群
	エトドラク	ハイペン®	400mg/日 2回分服, 朝夕食後	変形性関節症, 腰痛症, 頸肩腕症候群
	ナプロキセン	ナイキサン®	300〜600mg/日 2〜3回分服	変形性関節症, 腰痛症, 頸肩腕症候群
	ピロキシカム	バキソ®	1日1回20mg 1日最大20mg	変形性関節症, 腰痛症, 頸肩腕症候群
	メロキシカム	モービック®	1日1回10mg食後 1日最大15mg	変形性関節症, 腰痛症, 頸肩腕症候群
	セレコキシブ	セレコックス®	1回100mg 2回/日	変形性関節症, 腰痛症, 頸肩腕症候群
	チアラミド	ソランタール®	1回100mg 3回/日	関節炎, 腰痛症, 頸肩腕症候群

05

しびれ，痛みの薬がわかる

参考文献

1) 住谷瑞穂, ほか. 神経障害性疼痛に対する薬物療法と治療の留意点. 脊髄外科 2019；33：246-250.

頭痛の薬がわかる

　急に起こる頭痛ではくも膜下出血や脳梗塞，脳出血，脳動脈解離，下垂体卒中など，救急医療の対象となる疾患を鑑別して対応する．ここでは慢性頭痛の薬物治療を取り上げる．

要点整理　この点を押さえておこう！

▷ **片頭痛と筋収縮性頭痛**が代表的な疾患である．**両者が合併していることも多い**．

▷ 治療薬にはプロスタグランジンの産生抑制を介して痛み神経の感度を下げる消炎鎮痛薬，セロトニン神経受容体に作用し血管の拡張を防ぐトリプタン系，注射薬でCGRP（calcitonin gene-related peptide）と受容体に対する抗体薬が市販されている．

▷ 片頭痛は血管の収縮と拡張，炎症で起こり，脳に分布する三叉神経から放出されるCGRPが血管平滑筋や三叉神経節に作用して血管を拡張させ炎症を起こして痛みが生じるとされる．CGRPとともにCGRP受容体に対する抗体薬が開発され，月に1回から3か月に1回注射する予防薬として市販された．

病態生理

　片頭痛はcommon diseaseで日本の人口の8.4％が罹患しており，男女別では男性で3.6％，女性で12.9％と女性に多くみられている．初発は10～30歳に多く，患者は20～50代で，特に20～30代に最も多く，加齢とともに減少する．約半数で家族内発症を認め，特に母親に頭痛を認めることが多い．

　典型例では光るものが見えるなどの前兆があり，5分から20

分，長くて1時間ほど続く．その後に拍動性頭痛が起こり，30分から1時間でピークに達する．活動により頭痛は増強するため発作時は静かな部屋で安静に過ごすと治まることが多い．持続は4時間から72時間ほどであるが，眠ると消失しやすい．頭痛発作は疲労やストレス，音，光，におい等で誘発されやすい．

　機序についてはいくつかの仮説があり，現在最も受け入れられている仮説は三叉神経血管説（Moskowitz 1986年）に加えて，中枢神経が関与するという説である．三叉神経終末に何らかの原因で受けた刺激が広がり，これを皮質拡延性抑制（cortical spreading depression：CSD, Leao 1944）という．三叉神経終末に分布するセロトニン5HT受容体を介してCGRP，サブスタンスP，ニューロキニンなどが放出され，また，肥満細胞からヒスタミンが放出されて血管拡張，神経原性血管炎を起こし頭痛が生じる．この刺激は三叉神経脊髄路核に伝わって悪心嘔吐や自律神経症状を起こす．血管が収縮する時に前兆が誘発され拡張時に痛みが起こる．トリプタン系やエルゴタミンはセロトニン受容体に作用して血管の拡張を抑制する．CGRPが片頭痛の機序に関わることがわかり，その受容体やCGRPに対する抗体薬が開発されている（表6-1）．以前から観察されていた皮質拡延性抑制は三叉神経への刺激が広がりCGRPやセロトニンが放出されて前駆症状が誘発されることとよく一致する．慢性片頭痛は頭痛が月に15日以上みられ，そのうち8回以上は片頭痛の特徴を備えていると定義している．

　筋収縮性頭痛は頭頸部筋の過剰な収縮で起こる頭痛である．最も多い頭痛で，肩，頸，頭部の運動やマッサージなどで軽快する．片頭痛は運動により悪化することが多く，頭痛時には安静を強いられる．筋収縮性頭痛では体操や運動，ストレッチを勧める．

表6-1 頭痛で用いられる薬

種別		一般名	商品名	その他
消炎鎮痛薬 （非ステロイド性抗炎 症薬 NSAIDs） （適応：消炎・鎮痛：頸 肩腕症候群 など）		アセトアミノ フェン	カロナール®	頭痛発作開始 時に，直ちに服 用する
		アスピリン	バファリン	
		ロキソプロフェン	ロキソニン®	
		イブプロフェン	ブルフェン®	
		ジクロフェナク ナトリウム	ボルタレン®	
		メフェナム酸	ポンタール®	
		インドメタシン ファルネシル	インフリー®	
		エトドラク	ハイペン®	
		ナプロキセン	ナイキサン®	
		ピロキシカム	バキソ®	
		メロキシカム	モービック®	
		セレコキシブ	セレコックス®	
		チアラミド	ソランタール®	
トリプタン系 （5-HT1B/1D 受容体作 動薬）		スマトリプタン	イミグラン	頭痛発作後の 治療域服用時 間が広い
		ゾルミトリプタン	ゾーミッグ®	
		リザトリプタン	マクサルト®	
		エレトリプタン	レルパックス®	
		ナラトリプタン	アマージ®	
		ラスミジタン	レイボー®	
片頭痛 予防薬	Ca チャネル ブロッカー	ロメリジン塩酸塩	ミグシス®	1 回 5 mg，1 日 2 回，最大 20 mg/ 日
	β ブロッカー	プロプラノロール	プロプラノロール	20〜30 mg/ 日 から開始，2〜 3 回分服，最大 60 mg/ 日
	抗てんかん薬	バルプロ酸	デパケン®	400〜800 mg/ 日，2〜3 回分 服，1 日 最 大 1,000 mg

次頁へつづく

前頁からつづき

片頭痛予防薬	CGRP 作用薬（予防薬）	–	–	4週間から12週間用いて効果を判定，発作頻度を半減できる
	抗 CGRP 抗体	ガルカネズマブ	エムガルティ®	皮下注射
		フレマネズマブ	アジョビ®	皮下注射
	抗 CGRP 受容体抗体薬	エレヌマブ	アイモビーグ®	皮下注射
中枢性筋弛緩薬（適応：疾患名 消炎・鎮痛：頸頸腕症候群 など）		エペリゾン塩酸塩	ミオナール®	1日3回分服
		チザニジン塩酸塩	テルネリン®	
		クロルフェネシンカルバミン酸エステル	リンラキサー®	
		アフロクアロン	アロフト®	
		メトカルバモール	ロバキシン®	
		プリジノールメシル酸塩	ロキシーン®	注：1日1回2mg，筋注・静注

片頭痛の薬

　エルゴタミン系の麦角アルカロイドが血管を収縮させることから片頭痛の治療に用いられてきた．しかし，麦角製剤は心弁膜症を起こす副作用が報告され，トリプタン系の薬に置き換わっている．いずれもセロトニン 5-HT 1B/1D 受容体を刺激し血管を収縮させて頭痛を抑える．頭痛の起こりはじめに用いると効果が得られる．セロトニン 1F 受容体に作用するラスミジタンは血液脳関門を通過して中枢末梢両方で作用する．リザトリプタンはトリプタン系では効果の得られる時間が長いとされる．CGRP 抗体薬，CGRP 受容体抗体薬は三叉神経から分泌される CGRP の作用を阻害して頭痛を抑制する．予防薬として注射薬で用いられ，頭痛の頻度を半分に減らすことができる．月に1回，あるいは3か月に1回の皮下注射で用いる（**表6-1**）．片頭痛が過去3か月以上にわ

たって月に4回以上の頻度で起こっている時には，CGRP 関連予防薬を検討する．

筋収縮性頭痛の薬

　同じ姿勢を長時間保つことのないように，日常生活や業務の工夫を行う．また，頭蓋骨，頸部，肩のマッサージやストレッチなどの非薬物療法を勧める．それでも頭痛が続く時には末梢性の筋弛緩薬を用いる．NSAIDs は1日の回数を3回までとし，屯用で用いるように処方する．両者を併用してもよい．NSAIDs の服用回数が多いと薬物乱用頭痛を起こしやすいため，処方の回数が多くなる例では治療薬を開始して頭痛が以前よりも増強していないかを確認する．

効果と副作用：患者さんにどのような影響を及ぼすのか？

　消炎鎮痛薬は一般に服用して30分間程度で効果を認め，効果は数時間持続する．長期間服用する場合は消化管潰瘍の頻度が上昇するため貧血の有無の確認や胃酸分泌抑制薬（PPI）の併用を検討する．服薬回数の多い例（1か月に15日以上）では薬物乱用頭痛が起こり得ることを説明して，治療薬の変更や減薬を行う．片頭痛治療薬のトリプタン系はセロトニン神経に作用するために心筋梗塞や脳梗塞の既往歴のある例では禁忌とされている．

ひとくちメモ 1　頭痛の有病率

片頭痛の年間有病率は 8.4% で，女性で高く 30 代では 20%，40 代では 18% にみられる．未成年者では高校生 9.8%，中学生 4.5 ～ 5%，小学生で 3.5% である．日本では片頭痛があり日常生活に支障があるにもかかわらず医療機関を受診しない例が多いとされる [1]．

筋緊張性頭痛の年間有病率は 22.4% で，最も頻度の高い頭痛である．触診により頭蓋周囲筋に圧痛を認めることが多い．また僧帽筋の圧疼痛閾値の低いことが明らかにされている [1]．

ひとくちメモ 2　頭痛の歴史

頭痛は古くから知られてきた病気で，古代エジプトの古文書にも記載されている．筋肉の過剰な収縮により起こる筋収縮性頭痛（筋緊張性頭痛）とともに血管の収縮と拡張，炎症で起こる片頭痛が代表的な頭痛である．

ギリシャの医聖ヒポクラテスによる「患者には目の前に何か光のようなものが見えてくる．それが終わる頃に同側のこめかみに激しい痛みが出現し，頭全体そして首のつけ根に広がっていく」と記載された書物があり，片頭痛と考えられる．

また，芥川龍之介の小説『歯車』では作者の発作の状況が記載されている．「僕の視野のうちに妙なものを見つけ出した．妙なものを？　──と云うのは絶えずまわっている半透明の歯車だった．僕はこう云う経験を前にも何度か持ち合わせていた．歯車は次第に数を殖やし，半ば僕の視野を塞いでしまう，が，それも長いことではない．暫くの後には消え失せる代わりに今度は頭痛を感じはじめる，──それはいつも同じことだった」．芥川龍之介は典型的

片頭痛だったと考えられる．筋収縮性頭痛と片頭痛の両者を合併していることも多い．治療にはアスピリン，ロキソプロフェンをはじめとして多くの消炎鎮痛薬が用いられている．片頭痛治療薬では血管の拡張を抑制するトリプタン系治療薬が開発されてから，片頭痛の治療は大きく進歩した．

ひとロメモ3　頭痛と脳波

　片頭痛は脳波に異常が見られることが指摘されていたが，近年，脳に分布する三叉神経から放出される CGRP が血管平滑筋や三叉神経節に作用して血管を拡張させ炎症を起こすことが明らかにされ CGRP と受容体に対する抗体薬が市販された（**図6-1**）[1]．抗体薬はがんにおける分子標的薬として注目されてきたが，脳神経疾患でも治療応用されている．

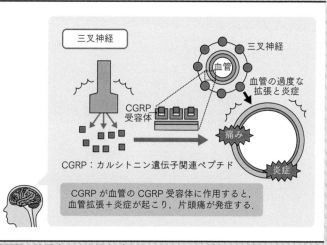

図6-1　片頭痛の発症機序（文献1をもとに作成）

ひとロメモ4　痛みと感作

　感作とは，繰り返される刺激に対して反応が徐々に増大していく学習プロセスである．たとえば痛みを伴う刺激が繰り返されると，同じ刺激に対してより強い痛みを感じるようになる．また，騒音に対してもより敏感に受け取るようになる．感作は中枢性に起こることから中枢性感作と呼ばれ，この中枢性感作が緊張性頭痛発症機序に重要な役割を担っている[2,3]．

ひとロメモ5　薬物乱用頭痛

　薬物乱用頭痛は，NSAIDs では 3 か月を超えて 1 か月に 15 日以上の使用，トリプタン，オピオイドでは 10 日以上の使用を指している．薬物の使用が原因となる頭痛があり，もとの頭痛が有意に（頻度や程度が倍以上に）悪化する時を指している．中年層に多く頭痛外来や頭痛センターでは薬物乱用頭痛の割合は 30 ～ 50%である[2]．薬物乱用頭痛の機序には三叉神経から放出される CGRP システムの過敏性（アップレギュレーション）が関与するとされており[4]，CGRP 関連薬剤の効果が期待されている．

06

頭痛の薬がわかる

参考文献

1)　新薬情報オンライン．アイモビーグ（エレヌマブ）の作用機序【片頭痛の予防】．
　　https://passmed.co.jp/di/archives/15029（2023 年 3 月 30 日最終閲覧）
2)　日本神経学会，ほか（編）．頭痛の診療ガイドライン 2021．医学書院．2021．
　　https://www.neurology-jp.org/guidelinem/headache_medical_2021.html（2023 年 3 月
　　30 日最終閲覧）
3)　Schoenen J, et al. Exteroceptive suppression of temporalis muscle activity in chronic
　　headache. Neurology. 1987; 37: 1834-1836.
4)　Sun-Edelstein C, et al. The Evolution of Medication Overuse Headache: History,
　　Pathophysiology and Clinical Update. CNS Drugs. 2021; 35: 545-565.

めまいの薬がわかる

めまいは頻用される用語であり，多くの病態を含んでいる．循環器疾患（不整脈によるめまい），脳血管障害〔起立性低血圧や一過性脳虚血発作（TIA）などの血流障害によるめまい〕，てんかん，耳鼻科疾患など，**めまいの原因となっている疾患の診断**が重要である．

要点
整理 **この点を押さえておこう！**

- 急性のものでは脳出血，脳梗塞，不整脈，突発性難聴，てんかんなどがあり，救急疾患の鑑別を行う．
- 慢性のめまい症では，**良性発作性頭位めまい症とPPPD（持続性知覚性姿勢誘発めまい）**が多い．繰り返す時は発作時の安静とともに，めまい症の誘因となる状況を避けるように勧める．
- 高齢者では加齢性前庭障害，深部感覚の低下，大脳白質のびまん性変化などにより複合的にバランスが低下する．急な体動を避ける，後ろへ下がらないなど，**転倒を避ける行動を勧める．**

病態生理

循環器系疾患では不整脈や低血圧により脳血流が低下して起こる意識消失をめまいとして訴えることもある．中枢神経疾患では脳梗塞や脳出血が重要で，耳鼻科疾患ではメニエール病や内耳系疾患で起こる．てんかん発作の訴えとしてめまいが用いられることもある．このためにめまいでは原因となっている疾患の診断と治療が優先される．ここでは慢性のめまい症に対する治療薬を取り上げる．

最も多い慢性のめまい症は内耳性のめまいで，頭部の移動に伴

い起こる良性発作性頭位めまい症である．寝返りや起立，方向転換，振り向きなど頭位の変動で誘発され，耳石の移動により起こるとされる．安静により軽快するが，持続する場合や症状の強い時には耳石を戻す頭位の変換術が行われる（図7-1）[1]．次に多いめまい症は PPPD（持続性知覚性姿勢誘発めまい）がある．最近提唱された概念で急性期を過ぎたら積極的に頭部を動かすリハビリテーションが推奨されている．

　また，高齢者では浮動性めまいと平衡障害の見られることも多い．特別の障害を見出せない時には加齢性前庭障害とも呼ばれる[2-4]．内耳の機能低下とともに，加齢により深部感覚も低下し，複合的な障害により高齢者の平衡障害が起こると考えられる．転倒予防，筋力・体力の維持・向上を勧める．

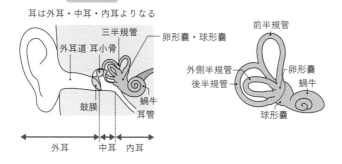

図7-1　耳の構造

めまい症の薬

　ベタヒスチン（メリスロン®）は最も頻用される．眠気を起こさないので用いやすい．ジフェンヒドラミン・ジプロフィリン（トラベルミン®），ジフェニドール（セファドール®）も用いられる．

前者は乗り物酔いの薬として，OTC薬として広く用いられている．いずれも眠気をきたしやすい．炭酸水素ナトリウム（メイロン®）は古くから急性のめまい症に対する注射薬として用いられている（表7-1）．

表7-1　めまい症の薬

循環改善薬	商品名	用法・用量
ベタヒスチンメシル酸塩	メリスロン®	1回6～12 mg，3回/日，食後
ジフェニドール	セファドール®	1回25～50 mg，3回/日
dl-イソプレナリン	イソメニール®	1回7.5～15 mg，3回/日
抗ヒスタミン薬	商品名	用法・用量
ジフェンヒドラミン・ジプロフィリン	トラベルミン®	1回1錠，必要により3～4回/日
注射薬	商品名	用法・用量
炭酸水素ナトリウム	メイロン®	7%/8.4% 20 mL 250 mL 1～5 g 静注

起立性低血圧症の薬

「めまい」の原因が低血圧であることもあり，意識を消失して救急搬入されることも少なくない．以前から「めまい」の既往があることが多い．脳の血流を保つには80 mmHg以上の収縮期血圧が必要とされる．これよりも低くなると意識を失ったり，めまいを感じやすくなる．起立する前には下肢の運動を行うことや，きつめで長めのソックスを勧める．改善しない時にはミドドリンやアメジニウムなどを処方している．ただ，臥床時には血圧が上昇しやすいので，座位とともに立位，臥位時での血圧を測定する．立位時に意識を消失させないことが重要となる．

効果と副作用：患者さんにどのような影響を及ぼすのか？

ジフェンヒドラミン・ジプロフィリン（トラベルミン®），ジフェニドール（セファドール®）では眠気の副作用が多い．めまいの強い時には安静にして睡眠をとることを勧める．業務を続ける時には自動車の運転等，危険を伴う行動は控えてもらう．

ひとロメモ 1 　良性発作性頭位めまい症

　めまいは中年期以降に多く，高齢者には頻度の高い症状である．原因としては，良性発作性頭位めまい症が最も多い．精査しても明らかな疾患はないが，頭を動かすとふわふわするという訴えは高齢者に多い．卵形嚢・球形嚢（耳石器）の中にあった耳石が剥がれて三半規管に入ると三半規管の中で耳石が動き，「動いている」という信号が脳に送られてめまいが起こる．耳石は年齢が上がるとともに剥がれやすくなるためにめまいを感じやすくなる．また，平衡障害は加齢に伴う内耳の変化，大脳の虚血，筋力の低下，深部感覚の低下など，複合した加齢変化によると考えられる[1]．

ひとロメモ 2 　老年症候群

　めまい症は老年症候群の一つの症状として挙げられている[1,5]．めまい症では体のバランスがとりにくく，歩行時にふわふわした感覚を訴える．めまい症に対する薬を試してよいが，同時に，体はゆっくり動かす，急がない，後ろへ下がらない，転倒に注意するなど，注意しながら行動し，生活の工夫で対応することを勧める．若

い時には目をつぶっていても片足立ちができるが，50歳を過ぎると閉眼での片足立ちは困難となる．私たちは視覚，内耳，深部覚からの入力を小脳，大脳で制御して体のバランスを保っている．50歳を過ぎると深部感覚をはじめとして運動機能は低下してくる．このためにバランス感覚は急激に低下する．めまい（多くは動揺感）がする，まっすぐに歩けない，ふらつきやすいなどを自覚するようになる．糖尿病や脳梗塞，大脳のびまん性虚血等により起こりやすくなる．必要であればそれぞれの加療を行う．特別な所見がなければ，老年症候群によるめまい，あるいはバランス能力の低下として，視覚による補正を勧める．頭を上げて前を向いて歩くことを勧める．また，その場歩きで回転することも内耳の補強に有効である．

参考文献

1) 公益財団長寿科学振興財団．健康長寿ネット．老年症候群：めまい．
https://www.tyojyu.or.jp/net/byouki/rounensei/index.html（2023年3月31日最終閲覧）
2) Belal A Jr, et al. Dysequilibrium of aging (presbyastasis). J Laryngol Otol. 1986; 100: 1037-1041.
3) Agrawal Y, et al. Presbyvestibulopathy: Diagnostic criteria Consensus document of the classification committee of the Bárány Society. J Vestib Res. 2019; 29: 161-170.
4) 城倉健，ほか．加齢性前庭障害（Presbyvestibulopathy）の診断基準．Equilibrium Res．2021；80：258-260．
5) Tinetti ME, et al. Dizziness among older adults: a possible geriatric syndrome. Ann Intern Med. 2000; 132: 337-344.

不眠・不安の薬が
わかる

　不眠と不安はしばしば同時に起こり，互いに症状を強めることも少なくない．両者ともベンゾジアゼピン系治療薬が最もよく用いられている．不眠に対してはオレキシン受容体拮抗薬，メラトニン受容体作動薬が開発された．症状の強い時には，精神科や心療内科の受診を勧める．

要点整理　**この点を押さえておこう！**

▷ 不眠と不安に対しては，体を動かす運動療法が基本となる．薬物療法は有効であるが，根治する力はないので薬物療法の前に，あるいは薬物療法とともに**運動療法，生活改善を勧める**．

▷ 睡眠障害と不安に対しては，GABA 受容体作動薬のベンゾジアゼピン系薬物が有効で，GABA 受容体作用により睡眠の誘発作用，抗不安作用，抗てんかん作用を認めるが，一方バランスの障害，傾眠，注意力低下，依存等の副作用も起こしやすい．

▷ オレキシン受容体拮抗薬のスボレキサントとレンボレキサントが使えるようになった．睡眠誘発作用は十分に認めるが，作用が持続し日中の傾眠や頭重感，ぼんやりした感覚の持続が課題となる．ベンゾジアゼピン系薬物で認めるバランス障害は軽度であり，転倒の起こりやすい 60 歳以上では第一選択薬とされている．

▷ セロトニン神経作用薬のミルタザピンは不眠症に用いられる．少量（15 mg 錠　0.25 錠で開始）で用いる．

病態生理

　睡眠には多くの神経，伝達物質が関与している．不安について

も同様である．両者は治療薬で共通することが多い．セロトニン神経は不安を和らげる作用や睡眠を促す作用を持つ．セロトニン神経は5つ以上の受容体を持ち，脳内とともに皮膚や腸管，血管などに分布する．セロトニンは血中に多く，その大部分は血小板内にある．全身の1%程度が脳内に分布する．ベンゾジアゼピン系薬物はGABA受容体の機能を高めて，睡眠を促し，また不安を軽減させる．GABA神経はグリシンとともに強力な抑制性神経で，睡眠，不安，てんかん，筋緊張など，精神と運動機能を調節している．

不眠・不安の薬

　不安と不眠はいずれも受診時の訴えに多い症状であり，同時に起こることも多い．治療薬は有効で，適切に用いる．ベンゾジアゼピン系薬物が最もよく処方されている．GABA受容体のベンゾジアゼピン結合部位に作用し，GABAチャンネルの作用を強める．GABAは脳内での抑制性受容体で，睡眠，てんかん，不安や気分，筋トーヌスなど多くの精神運動活動に関与している．作用の長い薬物は抗てんかん薬に，短い薬物は睡眠導入薬に，中間のものは抗不安薬として用いられている．持続の短い薬物は注射薬として胃カメラ検査等での短時間の麻酔薬としても用いられる．また，持続点滴することにより緩和医療の鎮静にも応用される．

　一方，ベンゾジアゼピン薬は姿勢の安定性を低下させ，高齢者では転倒が増加する．このために不眠に対してはオレキシン受容体拮抗薬あるいはメラトニン受容体作動薬が睡眠導入薬として勧められている．メラトニン受容体作動薬としてはラメルテオン（ロゼレム®），オレキシン受容体拮抗薬としてはスボレキサント（ベルソムラ®），レンボレキサント（デエビゴ®）が使用できる．いずれもベンゾジアゼピン薬に比べて効果は弱いが，転倒しやす

い例，特に高齢者では第一選択薬とされている．また，この中ではレンボレキサントの作用が比較的に強い．

効果と副作用：患者さんにどのような影響を及ぼすのか？

　ベンゾジアゼピン系薬物は不眠，不安に対して効果を認める．しかし，姿勢保持機能を低下させ転倒を増加させる．特に60歳以上の高齢者で起こりやすい．オレキシン受容体への切り替えを勧めるが，うまくいかない時も多い．オレキシン受容体拮抗薬と半減期の長いベンゾジアゼピン系薬物（クロナゼパムなど，不眠症には適応外）との併用で変更できる時もある．また，鼻炎などのアレルギー疾患や老人性皮膚掻痒症の例では眠気を起こしやすい抗ヒスタミン薬を就寝前に服用することで不眠を改善できることもある．セロトニン作用薬のミルタザピンは睡眠改善効果があり，不眠に対しても用いられている（適応外）．

　作用時間の短いベンゾジアゼピン系薬物では薬効の切れる時にリバウンドがみられ，激越（腹の立つこと）や不安，また，てんかんが誘発されることがある．夕方から夜に服用すると翌日の午後に起こることが多い．処方時には薬の作用を説明して，自分で自分を観察して治療薬の効果を確認してもらうようにする．リバウンドが起こる場合には作用持続時間の長いベンゾジアゼピン系薬物の併用や変更を考慮する．不安に対しては抗うつ薬のスルピリドやアリピプラゾール，またリスペリドン（適応外），オランザピン（適応外）などのドパミン受容体拮抗薬も有効である．不眠時には就寝前に用いる．いずれも薬物性パーキンソニズムを誘発するので筋強剛，運動緩慢の誘発に注意する（**表8-1**）．

表8-1 睡眠障害の治療薬

治療薬	分類	薬品名	処方日制限	商品名（例）
ベンゾジアゼピン系薬物	超短時間作用型	トリアゾラム	30日以内	ハルシオン®
		ゾルピデム		マイスリー®
		ゾピクロン		アモバン®
		エスゾピクロン	−	ルネスタ®（※）
	短時間作用型	ブロチゾラム	30日以内	レンドルミン®
		リルマザホン		リスミー®
		ロルメタゼパム		エバミール®
	中間作用型	フルニトラゼパム	30日以内	サイレース®
		エスタゾラム		ユーロジン®
		ニトラゼパム		ベンザリン®
	長時間作用型	クアゼパム	30日以内	ドラール®
		フルラゼパム		ダルメート®
		ハロキサゾラム		ソメリン®
オレキシン受容体拮抗薬	レンボレキサント	デエビゴ®	−	処方日の制限がない
	スボレキサント	ベルソムラ®	−	
メラトニン受容体作動薬	ラメルテオン	ロゼレム®	−	処方日の制限がない

（※）苦みがある　処方日の制限がない

ひと口メモ1

副作用として眠気を持つ治療薬の応用（処方例を含む）

　抗ヒスタミン薬はヒスタミンH1受容体拮抗薬で抗アレルギー作用があり，鼻炎やかゆみ止めとして用いられる．H1受容体は脳内で作用して覚醒レベルを上昇させている．抗ヒスタミン薬は眠気を起こすことが副作用とされるが，鼻炎やアレルギーを認める例，老人性皮膚掻痒症では寝る前の服用で不眠へ対応できることもあり，ポリファーマシーへの対応にもなり得る．ベンゾジアゼピン系薬物は依存やバランス障害を起こしやすいことから，なるべく屯用で使用し，かつ持続の短い薬が勧められている．このことから不眠に対しては，抗うつ薬のSSRI/SNRI/NaSSAとの組み合

わせで用いられることが多くなっている.

1) 鼻炎やアレルギーで治療を要する例

症例と処方例（50代男性）

　不眠を訴えて受診した. 3年前から鼻炎を認め特に花粉の時期は症状が強い.

処方例

● クロルフェニラミン（ポララミン®）：2 mg　1錠　就寝前

2) うつで治療を要する例

症例と処方例（60代女性）

　将来に対する漠然とした不安と不眠を訴えて受診した.

処方例

● ミルタザピン：15 mg　0.25錠　就寝前
● ゾルピデム：5 mg　1錠　屯　不眠時

参考文献

・日本睡眠学会. 睡眠薬の適正な使用と休薬のための診療ガイドライン. 2014.
　https://jssr.jp/files/guideline/suiminyaku-guideline.pdf

重症筋無力症の薬が
わかる

　重症筋無力症はこの 40 年間では最も治療の進んだ疾患となっている．病名から「重症」を外してもよいくらいに重症例は少なくなった．胸腺腫の合併の多いことから免疫の関与が明らかになり免疫療法が進んだことが改善につながっている．一方で高齢の患者が増加している．

要点整理　この点を押さえておこう！

▷ 重症筋無力症（指定難病 11）は自己免疫疾患であり，**血中の抗アセチルコリン受容体（AChR）抗体（85％），一部は抗筋特異的受容体型チロシンキナーゼ（MuSK）抗体（5 ～ 10％）や LDL 受容体関連タンパク 4（LRP4）抗体が検出され診断の手がかりとなる．数％程度は抗体が検出されない（抗体陰性筋無力症：seronegative MG）**．

▷ 複視や眼瞼下垂，肩こり，嚥下障害など，**近位筋の筋力低下が**起こりやすい．

▷ **治療は免疫療法が主**であり，抗コリンエステラーゼ薬は補助薬である．

▷ **早期速効性治療戦略（early fast-acting treatment strategy：EFT）が推奨されている**．ステロイドパルス療法や血漿交換治療，免疫抑制薬，抗体薬による治療を行い，早期に少量（原則としてプレドニゾロン 5 mg/ 日以下）の副腎皮質ホルモンによる加療へ移行する．

▷ 甲状腺機能亢進症（バセドウ病など）など，**他の自己免疫疾患をしばしば合併する**．

病態生理

　重症筋無力症は神経筋接合部の障害が起こり，放出されるアセチルコリンが少なくなるために脱力が起こると考えられていた．しばしば胸腺腫を合併し，甲状腺疾患を含めて他の自己免疫疾患を併発することから自己免疫疾患を疑われ，神経筋接合部のアセチルコリン受容体に対する抗体（抗アセチルコリン受容体抗体）が発見された．神経筋接合部のアセチルコリン受容体に対する抗体が作られて筋肉の収縮が阻害されることが明らかにされている（**図9-1**）．85％では抗アセチルコリン受容体抗体が，数％では抗MuSK抗体が検出され，診断に有用である．病名は myasthenia gravis（MG）の翻訳であり，gravis は重症を意味している．ステロイドが有効で免疫療法が治療の中心となってから予後は大きく改善し，必ずしも重症ではない疾患となりつつある（**図9-1**）[1]．

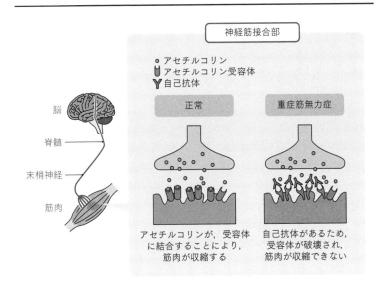

神経筋接合部

- アセチルコリン
- アセチルコリン受容体
- 自己抗体

正常　　重症筋無力症

アセチルコリンが，受容体に結合することにより，筋肉が収縮する

自己抗体があるため，受容体が破壊され，筋肉が収縮できない

脳
脊髄
末梢神経
筋肉

図9-1　重症筋無力症の自己抗体と神経筋接合部（文献1より作成）

重症筋無力症の薬

　免疫療法ではステロイドパルス療法が有効である．メチルプレドニゾロン1,000 mgの点滴を3日間行う．症状の急な悪化を起こすことがあるため，入院して対応できる体制で行う．原則として1日5 mg以下のプレドニゾロンでの維持加療を目指す〔早期速効性治療戦略（early fast-acting treatment strategy：EFT）〕．抗コリンエステラーゼ阻害薬は補助薬として用い，可能であれば免疫療法のみで維持できることを目指す[2]．プレドニゾロンで効果が不十分であれば，免疫抑制薬や抗体薬を検討する（表9-1）．症状が再発，悪化する時には最初にみられた症状を起こす場合が多い．複視，肩こり，近位筋の筋力低下，嚥下障害など，初発症状の再発時には早めに対応して治療薬の調整を行う．

効果と副作用：患者さんにどのような影響を及ぼすのか？

　免疫療法と抗コリンエステラーゼ阻害薬の組み合わせで治療を進める．免疫療法は自身の免疫を低下させるために感染予防が重要で，手洗い，マスク，人混みを避けることを勧める．抗コリンエステラーゼは副交感神経の作用も高めることから，唾液の分泌を増やしてよだれを起こすことがある．また，腸管の蠕動運動を促進して腹痛や下痢を起こしやすい．ブチルスコポラミン（ブスコパン®）やチキジウム（チアトン®）などの末梢性の抗コリン薬の併用で軽減できる．

表9-1 重症筋無力症の治療薬

治療薬分類	薬品名	商品名（例）	用法・用量
副腎皮質ホルモン	プレドニゾロン	プレドニン®	1 〜 100 mg/ 日
	メチルプレドニゾロン	ソル・メドロール®	500 〜 1,000 mg/ 日，点滴静注，3 〜 5 日間
免疫抑制薬	タクロリムス	プログラフ®	3 mg/ 日，1 日 1 回夕食後
	シクロスポリン	ネオーラル®	5 mg/kg / 日，分 2 朝夕
	アザチオプリン	イムラン®	成人 50 〜 100 mg/ 日（適応外）
血液製剤	免疫グロブリン	献血ヴェノグロブリン®IH	400 mg/kg 5 日間，4 週間は追加投与しない
抗コリンエステラーゼ阻害薬	ピリドスチグミン	メスチノン®	180 mg/ 日，3 回分服
	アンベノニウム	マイテラーゼ	15 mg/ 日，3 回分服
	ジスチグミン	ウブレチド®	5 〜 20 mg/ 日，1 〜 4 回分服
	ネオスチグミン	ワゴスチグミン®	1 回 15 〜 30 mg，1 〜 3 回 / 日
抗補体（C5）モノクローナル抗体製剤	エクリズマブ	ソリリス®	初回900 mg週1回，計 4 回，さらに 1 週後 か ら 1 回 1,200 mg，2 週に 1 回．抗 AChR 抗体陽性例
	ラブリズマブ	ユルトミリス®	患者の体重を考慮し，1 回 2,400 〜 3,000 mg で開始し，2 週後に 3,000 〜 3,600 mg，以後 8 週ごとに 3,000 〜 3,600 mg を点滴静注する．抗 AChR 抗体陽性例
抗 FcRn フラグメント製剤	エフガルチギモド	ウィフガート®	1 回 10 mg/kg を 1 週間隔で4回，これを 1 サイクルとして繰り返す．抗 AChR 抗体陽性例，抗 MuK 抗体陽性例，セロネガティブ例

ひと口メモ 1　ベンゾジアゼピン系治療薬について

　重症筋無力症に対しベンゾジアゼピン系治療薬は筋弛緩作用を持つことから禁忌となっている．これは抗コリンエステラーゼ薬のみを用いていた時代の添付文書の記載がそのままになっているもので，免疫療法を行い症状の安定している例では，情報提供を適切に行えば使用することができる．

ひと口メモ 2　重症筋無力症の悪化（クリーゼ）について

　免疫療法を行い症状が安定しほとんど無症状となった重症筋無力症患者が再度悪化する時には，肩こり，複視，嚥下障害などそれぞれの患者さんの初発症状で再発することが多い．急速に悪化して再度パルス療法などの免疫療法を要することがあるので，早め早めに対応するのがよい．

参考文献

1) 兵庫医科大学病院．もっとよく知る！病気ガイド．脳神経内科　重症筋無力症．
https://www.hosp.hyo-med.ac.jp/disease_guide/detail/19（2023 年 3 月 31 日最終閲覧）
2) 日本神経学会（監）．重症筋無力症／ランバート・イートン筋無力症候群診療ガイドライン 2022．南江堂．2022．

多発性硬化症・視神経脊髄炎の薬がわかる

　多発性硬化症（multiple sclerosis：MS）は治療薬の開発が進み，予後が飛躍的に改善している．いずれも免疫の調整薬あるいは抑制薬で，再発を減らして病気の進行を抑制する．患者数は人口10万人当たり約20人の希少疾患であり，抗体薬も開発され治療薬の価格は高価である．高齢では再発が減少するが，いつまで再発抑制薬を続けるべきかは今後の課題となっている．

要点整理　この点を押さえておこう！

▷ 多発性硬化症と視神経脊髄炎（指定難病13）は検出される自己抗体が異なり，治療薬への反応も異なることから，別々の疾患として確立された．いずれも自己免疫疾患で自身のリンパ球などが脳や脊髄の髄鞘を障害する（脱髄）．

▷ 治療には，再発時の**急性期には副腎皮質ホルモンを用い，その後は免疫抑制薬，免疫調整薬で再発を抑制**する．インターフェロンは多発性硬化症の再発を抑制するが，視神経脊髄炎には無効である．

病態生理

　多発性硬化症は脳神経系の自己免疫疾患で，大脳，脊髄で神経線維を取り巻いている髄鞘が破壊される脱髄が起こる．**空間的に，また時間的に中枢神経に脱髄が多発**する疾患である．持続的に脳脊髄が障害されるため，早期に診断して免疫療法を開始して進行を抑制することが重要である．MRIで病巣が確認できるようになり，1回の発症でも複数の病変が確認され，時間的空間的多

発性を確認して診断できるようになった．進行を抑制する免疫療法薬が多数開発され再発抑制が行いやすくなったこと，MRI 画像により早期に，また，無症状期でも診断しやすくなったこともあり症例が増加している．白人に多く，黒人に少ない疾患で，日本人はその中間である[1]．

頭部 MRI では側脳室周囲に病変を認める（図10-1）．この画像は静脈に沿った病巣を示しており，リンパ球の活動を示していると考えられる．

再発寛解型（relapsing remitting multiple sclerosis：RRMS）を基本として，再発寛解を繰り返した後に進行する二次性進行型（secondary progressive multiple sclerosis：SPMS），最初から進行性の経過を示す一次性進行型（primary progressive multiple sclerosis：PPMS）の 3 つの病型がある．障害部位に応じて運動麻痺や感覚障害を起こす．感覚障害は再発して回復期以後に強い疼痛やしびれを起こすことが多い．発作性に痛みの起こる有痛性強直性スパズム/けいれん（painful tonic spam or seizure）もよく知られている．頸部の前屈により背部から下肢に放散する電撃様疼痛は Lhermitte 徴候と呼ばれ，脊髄後索の病変を示唆する．脊髄障害児は膀胱直腸障害も起こりやすい．

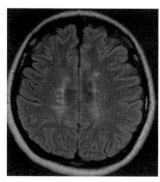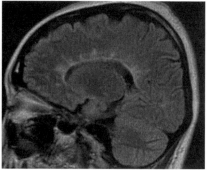

図10-1 多発性硬化症の頭部MRI

多発性硬化症・視神経脊髄炎の薬

急性期はステロイドパルス治療が第一選択である．1日1回メチルプレドニゾロン 1,000 mg を連続3日間から5日間投与する．改善の乏しい時には1〜2クールを追加する．奏効しない場合や副作用で使用できない場合には血漿浄化療法（plasmapheresis：PP）を行う．視神経脊髄炎の急性期も同様に行い，改善に乏しい時には PP を早めに行う．

再発予防薬（**疾患修飾薬；disease-modifying drug：DMD**）として注射薬のインターフェロンベータ，グラチラマー酢酸塩，ナタリズマブ，内服薬のフィンゴリモド塩酸塩，フマル酸ジメチルが承認されている．ナタリズマブは進行性多巣性白質脳症（PML）を起こすことがある．抗 JC ウイルス抗体陽性例では PML が起こりやすいことから，治療前に抗 JC ウイルス抗体を調べる．治療薬の位置づけはベースラインとしてグラチラマー酢酸塩，インターフェロンベータ，フマル酸テクフィデラで開始して，効果が不十分であれば第二選択薬としてフィンゴリモド，ナタリズマブを用いている（escalation therapy）．ただ，活動性が高く障害の進行抑制が十分でない時にはフィンゴリモドやナタリズマブのような第二選択薬で治療を開始する[2]．なお，二次性進行型 MS の疾患修飾薬としてシポニモドフマル酸が承認されている．

視神経脊髄炎（neuromyelitis optica：NMO）は，抗アクアポリン抗体が確認され，インターフェロンは無効である．多発性硬化症とは別の疾患として位置づけられ，視神経脊髄炎スペクトラム疾患（neuromyelitis optica spectrum disorders：NMOSD）と呼ばれる．抗 MOG 抗体など複数の抗体も確認されている．女性に多く約9割を占める．発症のピークは20代であるが，小児期から高齢期まで，どの年齢でも初発，再発を認める．10万人当たり5.3人で，日本全体では6,500人と推定される[1]．重症の視神経炎，3椎体以上の横断性脊髄炎，種々の脳障害を起こし，多くは抗ア

クアポリン 4 抗体陽性を示す．急性期ではステロイドパルス治療を行い，効果不十分な場合には注射薬の乾燥スルホ化人免疫グロブリン（献血ベニロン ® -I）が承認されている．再発予防に注射薬のエクリズマブ，サトラリズマブ，イネビリズマブが承認されている．

効果と副作用：患者さんにどのような影響を及ぼすのか？

　急性期のプレドニゾロンでは不眠や興奮，手指振戦が起こりやすい．いずれも一過性で，減量により軽快する．女性に多い疾患であり，再発抑制薬は妊娠時の使用が課題となる．グラチラマー酢酸塩（コパキソン ®）が胎児に対する作用の少ないことが確認されている．しかし，予防効果は高くなく，また，注射薬でアドヒアランスは高くない．フマル酸ジメチル（テクフィデラ ®）は経口薬で，予防効果も高く，妊娠時の使用例も増加し注目されている．

ひと口メモ 1　NMO，NMOSD について

　視神経脊髄炎スペクトラム障害は 2015 年の国際診断基準で確立した[3]．2006 年の Wingerchuck らの診断基準[4]では視神経炎と急性脊髄炎を主とする視神経脊髄炎としていたが，視神経炎と脊髄炎が同時期にはない症例や，抗アクアポリン 4 抗体陽性例で脳病変からの発症例が観察され，より広い疾患概念として視神経脊髄炎スペクトラム疾患が設けられた．中枢神経系の膜や血管周囲に存在するアクアポリン 4 が抗体によって攻撃されることにより起こる自己免疫疾患として位置づけられている（表 10-1，表 10-2）．

表10-1 多発性硬化症に用いられる薬

分類	治療薬	処方例
副腎皮質ホルモン薬	経口薬	プレドニゾロン5 mg　1 mg
		デキサメタゾン0.5 mg　4 mg
	注射薬	メチルプレドニゾロンコハク酸エステルナトリウム　500 mg　1,000 mg
注射薬	インターフェロン	インターフェロンベータ 1a
		インターフェロンベータ 1b
	グラチラマー酢酸塩	皮下注　1日1回
	オファツムマブ	静注　初回週に1回300 mg　2週目以降　1回2,000 mg　8回目まで繰り返す　8回目の4～5週後から4週1回2,000 mg　12回目まで繰り返す
	ナタリズマブ	静注　4週に1回
経口薬	フマル酸ジメチル	開始120 mg　1日2回　1週間後240 mg　1日2回
	フィンゴリモド塩酸塩	1日1回0.5 mg
	シポニモドフマル酸	1日1回　開始0.25 mg　2日目0.25 mg　3日目0.5 mg　4日目0.75 mg　5日目1.25 mg　6日目2 mg　7日目以降2 mg

表10-2 視神経脊髄炎スペクトラム障害（NMOSD）に用いられる薬

治療薬	処方例
エクリズマブ　静注	1回900 mg週1回　計4回　さらに1週後（初回から4週後）から1回1,200 mg, 2週に1回
サトラリズマブ　皮下注	1回120 mg　初回・2週後・4週後・以降　4週間隔
イネビリズマブ　静注	1回300 mg　1週目，2週目　初回から6か月後，以後6か月後に点滴静注
献血ベニロン®-I　静注	400 mg/kg/日　5日間（4週間は再投与しない）

参考文献

1) 難病情報センター．多発性硬化症 / 視神経脊髄炎（指定難病 13）．
   https://www.nanbyou.or.jp/entry/3806（2023 年 3 月 31 日最終閲覧）
2) 日本神経学会 (監)．多発性硬化症・視神経脊髄炎診療ガイドライン 2017．医学書
   院．2017．
   https://neurology-jp.org/guidelinem/koukasyo_onm_2017.html（2023 年 3 月 31 日
   最終閲覧）
3) Wingerchuk DM, et al; International Panel for NMO Diagnosis. International
   consensus diagnostic criteria for neuromyelitis optica spectrum disorders. Neurology.
   2015; 85: 177-189.
4) Wingerchuk DM, et al. Revised diagnostic criteria for neuromyelitis optica. Neurology.
   2006; 66: 1485-1489.

chapter 11

ギラン・バレー症候群・慢性炎症性脱髄性多発神経炎の薬がわかる

　ギラン・バレー症候群は最もよく知られた脳神経疾患であり，下肢に始まり上行性の運動麻痺を特徴とする．医学生や研修医の鑑別診断には常に最初に出てくる．しかし，10万人当たりの年間発症率は1～2人で多い疾患ではない．症状は数日でピークを迎え，髄液検査ではタンパク質は上昇し，細胞数は増加しないタンパク細胞解離を認める．前駆症状として下痢や風邪症状を伴いやすい．細菌やウイルスに対する抗体が末梢神経に作用して神経障害を起こすと考えられる．このために最初の症状が回復した頃に麻痺が起こってくる．治療は免疫治療とリハビリテーションを行う．

要点整理　この点を押さえておこう！

▷ ギラン・バレー症候群の治療には免疫グロブリンが使えるようになり，治療効果は向上している．細菌やウイルス感染を契機にリンパ球により作られた抗体が末梢神経の髄鞘，あるいは軸索に作用して麻痺を起こす（**図11-1**）[1]．髄鞘の障害される脱髄が典型例で，急性炎症性脱髄性多発根神経炎（acute inflammatory demyelinating polyneuropathy：AIDP）と呼ばれ，軸索の障害が主となる急性運動性軸索型神経炎（acute motor axonal neuropathy：AMAN）とに分類される．軸索の障害される例では重症になりやすく，障害が残りやすい．髄鞘および軸索に作用する抗ガングリオシド抗体が多数確認されており，抗体の確認は障害部位や予後の推定にも有用である[2]．

▷ ギラン・バレー症候群はほとんど再発しない．慢性の経過を示すものは**慢性炎症性脱髄性多発神経炎**（**chronic inflammatory demyelinating polyneuropathy：CIDP**）（**指定難病14**）となっている．CIDPは髄液検査ではタンパク細胞解離を認め，免疫

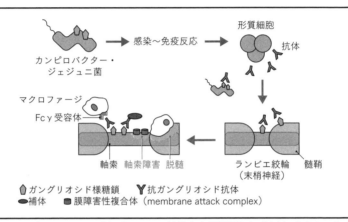

形質細胞

抗体

感染〜免疫反応

カンピロバクター・
ジェジュニ菌

マクロファージ
Fcγ受容体

軸索　軸索障害　脱髄

ランビエ絞輪　髄鞘
（末梢神経）

⬟ガングリオシド様糖鎖　　Y抗ガングリオシド抗体
●補体　　■膜障害性複合体（membrane attack complex）

図11-1　ギラン・バレー症候群における抗体介在性神経傷害（文献1をもとに作成）

病態生理

　2/3の患者で先行感染がみられる．カンピロバクターやマイコプラズマなどの病原体に対する免疫応答が末梢神経を標的としてしまう交差的な自己免疫反応が起こり，補体活性化を伴う液性免疫機序により髄鞘や軸索が障害される．先行感染は下痢や感冒症状が多い．髄液検査では白血球数は増加せずタンパク質は上昇するタンパク細胞解離が特徴とされる．しかし，病初期では見られないこともあり，また脊柱管狭窄症でもタンパクはしばしば上昇しており，感度・特異度とも高くない．血清糖脂質抗体の上昇は2/3の症例で認められ診断の参考となる（**表11-1**）．腱反射は初期から低下，消失し，神経伝導検査では経時的な変化がみられ，伝導速度は3〜8週後に低下を示すことが多い[1]．

表11-1 ギラン・バレー症候群

抗体	Ig class	先行感染症	臨床症状	抗原の分布
G~M1~	IgG	*Campylobacter jejuni*	純粋運動型, 軸索障害型	ランビエ絞輪
G~M1b~	IgG	*Campylobacter jejuni*	純粋運動型, 軸索障害型	ー
G~D1a~	IgG	*Campylobacter jejuni*	急性運動軸索障害型	有髄神経軸索（前根＞後根），ランビエ絞輪，後根 remark bundle
GalNAc-G~D1a~	IgG, IgM	*Campylobacter jejuni*	純粋運動型, 軸索障害型	脊髄前根，筋内神経，後根小径線維
G~D1b~	IgG	呼吸器感染＞消化器感染	急性脱髄型, 感覚障害（運動失調症）	有髄神経傍絞輪部, DRG 大型神経細胞
G~Q1b~	IgG	呼吸器感染＞消化器感染	外眼筋麻痺	III, IV, VI 脳神経傍絞輪部, 一部の DRG 神経細胞
G~T1a~	IgG	GQIb 抗体（ー）呼吸器感染＜消化器感染	咽頭・頸部・上腕型	ー
		GQIb 抗体（＋）呼吸器感染＞消化器感染	フィッシャー症候群	
LM1	IgG	呼吸器感染＞消化器感染	急性脱髄型（AIDP）	髄鞘
G~M2~	IgM, IgG	サイトメガロウイルス感染症	脳神経障害, 感覚障害	ー
Gal-C	IgG	マイコプラズマ肺炎	急性脱髄型（AIDP）	髄鞘

ギラン・バレー症候群の薬

　免疫グロブリン(献血ヴェノグロブリン®IH　献血グロベニン®-I)を 400 mg/kg/日で，5 日間連続で点滴静注する．効果が不十分で

あれば，再投与する．また，効果が十分でなければ血漿交換を検討する．ステロイドパルス療法の効果は確認されていない．安静と脱力による筋力低下と筋萎縮を起こしやすいので，リハビリテーションを早期から十分に行う．麻痺が強くても回復が期待できるので，回復する可能性の高いことを説明して励ますようにする．運動麻痺を主症状とするがシビレ感もみられる．シビレ感の回復には時間を要し、1～2年かかる旨を説明しておく．

慢性炎症性多発根神経炎の薬

　慢性炎症性多発根神経炎では免疫グロブリン療法を病勢に応じて繰り返し行う．免疫グロブリン（献血ヴェノグロブリン®IH　献血グロベニン®-I　献血ポリグロビン®N　ハイゼントラ®　ピリヴィジェン®　献血ベニロン®-I）を 400 mg/kg/日で5日間連続で点滴静注する．あるいは **1,000 mg（20 mL)/kg/日を1日，または 500 mg/kg/日を2日間，3週間隔で投与する**．ハイゼントラ®は皮下注を行う．投与量は各添付文書を参考．効果を認める例で，再び悪化する場合は1か月以上の間隔を空けて再投与できる．ステロイド治療ではパルス療法を行う．メチルプレドニゾロン1,000 mg を生食やリンゲル液 500 mL で2時間かけて5日間点滴する．また免疫グロブリン療法，ステロイド療法で効果が十分でなければ血漿交換療法を検討する．効果が得られれば，病勢に応じて治療を繰り返す．

効果と副作用：患者さんにどのような影響を及ぼすのか？

　ギラン・バレー症候群は年に10万に1人から2人に起こり，多

い病気ではない．症状にも大きな差があり軽症で何とか歩いて自宅で生活できる軽症例から，呼吸筋も障害されて人工呼吸器を使う重症例まで，様々である．診断時には初期の方が多く進行する可能性を考えて，入院で加療を行う．免疫グロブリンによる治療が最もよく行われている．免疫グロブリンは血中のタンパク質を増加させて血液粘度を上昇させるため梗塞の発症に注意する．水分を十分に補給して脱水を避ける．投与を開始して効果は数日で現れる．しかし，症状が進行していく時や，回復の経過が順調でなければ効果不十分と判断して再投与を行う．脱力が改善しても業務に復帰するには2～3か月から半年程度の期間を要することが多いので，十分なリハビリテーションを継続する．なお，しびれ感は筋力が回復しても残存することが多いが，日常生活に対する障害は一般に少ない．

参 考 文 献

1) 日本神経学会．ギランバレー症候群．脳神経内科の主な病気．
   https://neurology-jp.org/public/disease/neuropathy_i_detail.html#n_01（2023年3月30日最終閲覧）
2) 日本神経学会（監）．ギラン・バレー症候群，フィッシャー症候群診療ガイドライン2013．南江堂．2013．
   https://neurology-jp.org/guidelinem/gbs.html（2023年3月30日最終閲覧）
3) 難病情報センター．慢性炎症性脱骨道性多発神経炎/多巣性運動ニューロパチー（指定難病14）．
   https://www.nanbyou.or.jp/entry/4089（2023年5月23日最終閲覧）

chapter

12

多発性筋炎の薬が
わかる

　筋に対する自己免疫疾患であり，同時に皮膚に対しても起こる時には，多発性皮膚筋炎と呼ばれる．近位筋の筋力低下で発症する．高い所にあるものが取りにくい，両手が上がりにくい，立ち上がりがしにくいなどの症状で発症する．嚥下障害を伴う時には緊急に治療を開始する．血液検査でCK値の上昇が診断の手掛かりとなる．最初はAST ALT LDHの上昇で肝機能障害を疑われていることも少なくない．いずれも筋由来の逸脱酵素の上昇である．経過の長い疾患で，時間をかけて治療に取り組むことを話しておくとよい．筋や皮膚以外の臓器の障害を起こすこともあり，特に間質性肺炎や悪性腫瘍を合併する例では予後不良であり，多発性筋炎・多発性皮膚筋炎の10％では死の転帰を迎える．

**要点
整理**　**この点を押さえておこう！**

▷ 多発性筋炎（指定難病50）は**近位部の筋力低下を示し，しゃがみ立ち，両腕の挙上が障害されやすい．血清CKの高値と臨床症状で診断する．**ステロイドで治療し，効果が不十分な時には免疫グロブリンや抗体薬も用いている．

▷ 急速進行性の間質性肺疾患を伴う場合は生命予後がよくない（致死率10〜40％）．強力な免疫抑制療法が必要となる（**表12-1**）．

病態生理

　自己免疫性の炎症性筋疾患で，体幹や四肢近位筋，頸筋，咽頭筋などの近位筋が障害される．全身症状として発熱，全身倦怠感，食欲不振，体重減少などがみられる．典型的な皮疹を伴うものは

皮膚筋炎と呼ばれ，特徴的な顔面皮膚症状はヘリオトロープ疹と呼ばれる上眼瞼の浮腫性紫紅色の紅斑である．急速進行性の間質性肺炎や悪性腫瘍を合併する例では予後が悪く，多発性筋炎・皮膚筋炎の10%では死の転帰を迎える．筋症状以外に障害を認める時には皮膚科，呼吸器科，膠原病科等，複数診療科での対応が必要となる．

表12-1 多発性筋炎の治療薬

種別	一般名	商品名	用法・用量
副腎皮質ホルモン	プレドニゾロン	プレドニン®	1 mg ～ 100 mg/ 日　1 回から3 回分服
	メチルプレドニゾロン	ソル・メドロール®	500 ～ 1,000 mg/ 日 3 ～ 5 日間　点滴静注
免疫抑制薬	アザチオプリン	イムラン®	1 ～ 2 mg/kg　1 日最大3 mg/kg
	シクロホスファミド	エンドキサン®	50 ～ 100 mg/ 日
	タクロリムス	プログラフ®	1 回0.0375 mg/kg　2 回/ 日（0.3 mg/kg/ 日まで）朝夕食後　目標血中トラフ5 ～ 10 ng/mL として調節
	シクロスポリン	ネオーラル®	（適応外）
免疫グロブリン	免疫グロブリン	献血ヴェノグロブリン®IH	400 mg/kg/ 日　5 日間　4 週間は再投与しない

多発性筋炎の薬

　筋組織にリンパ球やマクロファージの浸潤を伴う自己免疫疾患であり，ステロイド薬の投与が治療の基本となる．嚥下障害や急性間質性肺炎を合併する例では膠原病科や呼吸器科等と連携して強力かつ速やかに免疫抑制薬を用いて治療を開始する必要がある．

　多発性筋炎の場合はメチルプレドニゾロン1,000 mg　1 日1 回3 日間のパルス療法　あるいは，プレドニゾロン60 mg　朝昼分

服で治療を開始して，2週間ごとに5〜10 mgを減量することで治療を開始する．効果不十分例では，免疫抑制薬のタクロリムス（プログラフ®），アザチオプリン（イムラン®），免疫グロブリン（献血ヴェノグロブリン®IH）を併用する．

処方例1

- メチルプレドニゾロン（ソル・メドロール®）1,000 mg
  YDソリタ-T3® 200 mL 1V 1日1回 2時間で点滴静注 3日間

処方例2

- プレドニゾロン5 mg 12錠 分2（朝8錠 昼4錠）
- エソメプラゾール（ネキシウム®）20 mg 1錠 夕食後
- スルファメトキサゾール・トリメトプリム（ダイフェン®）5 mg 1錠 朝食後

処方例3

- プレドニゾロン5 mg 6錠 分2（朝4錠 昼2錠 食後）
- ボノプラザンフマル酸塩（タケキャブ®）10 mg 1錠 夕食後
- スルファメトキサゾール・トリメトプリム（ダイフェン®）5 mg 1錠 朝食後（隔日で服用）
- タクロリムス（プログラフ®） 開始時は原則としてステロイドを併用 初期0.0375 mg/kg 2回/日，0.3 mg/kgまで（血中トラフを5〜10 ng/mLとして） 多発性筋炎のみでは適応外，適応：多発性筋炎・多発性皮膚筋炎に合併する間質性肺炎
  プレドニゾロンを開始して，4週間以上CKの改善が得られない時にはIVIgの併用を行う．

処方例4 プレドニゾロンに追加して

- 献血ヴェノグロブリン®IH注 400 mg（4 mL）/kg 点滴静注 5日間 詳細は添付文書を参考．

効果と副作用：患者さんにどのような影響を及ぼすのか？

　自己免疫疾患であり，障害される臓器により予後は異なる．筋炎のみであればプレドニゾロンを中心に治療を進める．CK の低下が 4 週以上みられない時には免疫グロブリンの適応となる．長期に副腎皮質ステロイド薬を用いるので感染予防が重要である．プレドニゾロンによる長期間の加療を要するために，粘り強く加療を要することを説明する．悪性腫瘍や急性間質性肺炎を合併する例では予後の不良例が多い．

参考文献

・難病情報センター．皮膚筋炎 / 多発性筋炎（指定難病 50）．
　https://www.nanbyou.or.jp/entry/4079（2023 年 3 月 30 日最終閲覧）

筋萎縮性側索硬化症の薬がわかる

　筋力の低下と筋萎縮を主訴にしての受診となる．感覚障害を認めない．難病として取り上げられることの多い疾患で，ACP（advanced care planning）の必須となる疾患である．治療や療養生活についての shared decision making が重要となる．ただ，予後については症例により大きな幅があり，発症してから終末期を迎えるまでは 2 年程度から 10 年程度までと大きな幅がある．一般には若年での発症例は予後がよく，高齢での発症は経過が早い．診断時には進行の速度に大きな幅のあることを説明しておく．

要点整理　この点を押さえておこう！

▷ 筋萎縮性側索硬化症（amyotrophic lateral sclerosis：ALS）（指定難病 2）は運動神経の変性を主な病理とする脳神経疾患である．中年以降での発症が多い．感覚神経は保たれる．

▷ 神経の変性する原因は不明で，発症率は人口 10 万人当たり 1 〜 2.5 人で，人工呼吸器を用いなければ通常 2 〜 5 年で死亡する．一部（約 10％）では遺伝性が認められ，認知症も合併しやすい[1]．異常タンパク（TDP-43）の蓄積が確認されている[2]．

▷ 60 〜 70 代に多く，**高齢で発症すると経過が早い．四肢の筋力低下と急な体重減少，嚥下障害，頸下がり**などで発症する．疼痛が起こることも多く，**痛みへの対応，呼吸苦に対してはオピオイド（モルヒネ塩酸塩等）の使用**が保険審査上認められている[3]．

▷ 発症様式から**上肢型**：上肢の筋萎縮と筋力低下，下肢の痙縮を示すタイプ（普通型），**進行性球麻痺型**：構音障害，嚥下障害などの球症状が主体となるタイプ，**偽多発神経炎型**：下肢から発症し，下肢の腱反射低下・消失が早期からみられ，二次運動ニューロンの障害が前面に出る下肢型の 3 型が多く，このほか，呼吸筋麻痺が初期から前景となる例や体幹筋障害が

主となる例，認知症を伴う例もあり，多様性が認められる．
変異遺伝子も明らかにされつつある．

病態生理

　上位・下位ニューロンが変性し，進行性の筋力低下・筋萎縮を
来す．個人差が大きいが，人工呼吸器を装着しなければ，3～5年
で呼吸不全により死亡する．5～10％に家族性がみられる．
TDP-43が異常蓄積する例もみられ，また進行期には前頭側頭型
の認知機能低下を来すこともある．SOD1変異が原因の遺伝性
ALSでは核酸医薬のトフェルセンの開発研究が進んでいる．ま
た，一般には四肢の筋力低下を主症状とする例が多いが，言語障
害，嚥下障害で始まる例は進行性球麻痺（progressive bulbar
palsy：PBP）と呼ばれており，進行が速い．

筋萎縮症側索硬化症の薬

　進行を止める治療薬はなく，基本は進行性の神経変性疾患で，治
療薬により疾患の進行速度の抑制が認められている．またSOD1遺
伝子変異による遺伝性ALSに対しては核酸医薬が開発中である．
1）リルゾール　リルテック®　1回50mg　2回/日　朝夕食前
生存期間を2～3か月延長させることが示されている．
2）エダラボン　ラジカット®　1日1回60mg　1時間かけて点
滴静注　日本で開発され，海外でも承認されている．半年間の治
験により運動機能の進行抑制が確認されている．投与期間につい
ては示されていない．
　第1クールは入院で行い14日間連日投与後，14日間休薬する．
第2クール以降は14日間のうち10日間投与し，14日間休薬する．2

クール目以降は2週間に10日間行うもので，土日の休診に対応できる．

　エダラボンの経口薬（懸濁液）も上市された．投与方法は注射薬と同様で28日間を1クールとする．第1クールは14日間連日投与した後に14日間休薬し，第2クールからは最初の14日間のうちに10日間を投与した後，14日間休薬し，これを繰り返す．

効果と副作用：患者さんにどのような影響を及ぼすのか？

　リルゾール（リルテック®）は生存期間（治療開始後，人工呼吸器を要するまでの期間）を2〜3か月延長させることが治験で確認されている．錠剤を口内に保持するとピリピリする舌への刺激を認めるので速やかに服用する．エダラボン（ラジカット®）は日本で開発され，海外でも承認されている．罹病期間が2年以内の症例に6か月間投与した治験において，運動機能低下の進行抑制が確認され承認されている．投与期間に制限は設けられていないが，1回目の投与は入院で行い腎機能障害等の有無を確認する．

　治療薬の効果は高くないので，在院期間は短くしよりよい療養生活を送ることに注力する．旅行などの計画のある時には事故のないように計画を進めてもらい，入院治療することよりも充実した生活を送ることを優先してもらう．自宅療養時には介護者の休養を兼ねてリハビリテーションや点滴薬の投与等を入院で行い，入院と自宅療養を繰り返すレスパイト入院も選択肢となる．

参考文献

1) 難病情報センター．筋萎縮性側索硬化症（ALS）（指定難病2）．
   https://www.nanbyou.or.jp/entry/52（2023年3月30日最終閲覧）
2) 伊藤秀文．筋萎縮性側索硬化症の病態における最新の進歩．日本内科学会雑誌 2020；
   109：1891-1898.
3) 社会保険診療報酬支払基金．174 モルヒネ塩酸塩（神経19）．
   https://www.ssk.or.jp/shinryohoshu/teikyojirei/yakuzai/no800/jirei174.html（2023年
   3月30日最終閲覧）

ジストニアの薬がわかる

　ジストニアは筋の不適切な収縮により体幹，四肢の異常姿位を来す．半数以上で反復する異常運動（振戦様，あるいはミオクローヌス様）を認める．頭頸部に起こる斜頸が最も多い．心理的な緊張により症状が強くなるために心因性とされることも少なくないが，ボツリヌストキシンが治療に採用されて脳神経疾患と診断されやすくなっている．書字で起こるものは書痙と呼ばれる．ピアノ，バイオリン，ギター，トランペットなどの音楽演奏家にも多く，手指や口唇など，細かい運動を繰り返し行う部位に起こりやすい．理容師のハサミ使用時にも多い．

**要点
整理 この点を押さえておこう！**

▷ ジストニアは**姿位異常に，しばしばふるえる異常運動を伴う不
随意運動症**で，10万人当たり50人以上に見られる．多いもの
は斜頸と書痙である．

▷ 作用筋に直接注射して筋弛緩を起こす**A型ボツリヌス毒素（ボ
トックス）やインコボツリヌストキシンA（ゼオマイン®
四肢の痙縮が適応）**が開発されて，ジストニアの治療は大きく
改善している．

▷ **抗コリン薬の著効する例があり**，試みる価値がある．少量（ト
リヘキシフェニジル　アーテン®では1.5 mg/日）から始めて
2週ごとに漸増し，24 mgで評価を行う．平均有効量は48 mg/
日と報告されている[1-3]．

▷ ジストニアを起こしている筋の弛緩を期待して中枢性／末梢性
の筋弛緩薬や抗てんかん薬が用いられる（いずれも適応外）．

病態生理

　脊髄，小脳，大脳のいずれの障害でもジストニアが起こり得る．

特に，大脳基底核の役割が大きいと考えられている．細かい運動を繰り返し行う時に起こる運動神経の不適切な神経活動と考えられる．遺伝性疾患の早期発症型孤発性ジストニア（DYT1）では深部脳刺激療法（DBS）が奏効する．

ジストニアの薬

　A 型ボツリヌス毒素（ボトックス）眼瞼痙攣　初回：1.25〜5 単位/部位，痙性斜頸　初回：30〜60 単位　初回投与後：4 週間観察　効果不十分：合計 180 単位まで追加投与可　再発：合計 240 単位まで再投与可　上肢：複数の緊張筋　1 回合計最大 400 単位　下肢：複数の緊張筋　1 回合計最大 300 単位．

　B 型ボツリヌス毒素（ナーブロック®）痙性斜頸　初回：合計 2,500〜5,000 単位　効果不十分・再発：合計 1 万単位を上限として再投与可（2 か月以内の再投与不可）．

　インコボツリヌストキシン A（ゼオマイン®）上下肢痙縮　複数の緊張筋に 400 単位を分割して筋注（最大 400 単位）投与間隔 12 週以上．

　内服薬　トリヘキシフェニジル（抗コリン薬），ジアゼパム等のベンゾジアゼピン系，バクロフェン，メキシレチン，テトラベナジン（いずれも適応外）．

　抗コリン薬は少量から始め，漸増する．トリヘキシフェニジルにおいてガイドラインでは 20 mg/日以上で効果を判定するとしている（ジストニア治療ガイドライン）．72 mg/日で消失する例も報告され，3 mg/日を 2 週間以上の時間をかけてゆっくり増量する[2,4]．

効果と副作用：患者さんにどのような影響を及ぼすのか？

　ボツリヌストキシンはジストニアを起こしている筋の収縮を軽減させる．筋電図で収縮を同定して注射すると効果が高い．1回目は基準量の半量で実施する．最も確実な効果はジストニアに伴う疼痛である．閉眼の障害（眼輪筋への投与），口角の麻痺（口輪筋への投与），嚥下障害（胸鎖乳突筋や斜筋への投与）の起こる時には2〜3週以内には軽減するので，それまで角膜炎や誤飲に注意してもらう．

　抗コリン薬は漸増して効果を確認できる．20 mg/日以上の投与が推奨されている[2]．口渇や排尿障害，便秘へ対応する．これらの症状に対しては少量の末梢性の抗コリンエステラーゼのジスチグミン（ウブレチド®）なども用いられる（適応外）．

参考文献

1) Fahn S. High dosage anticholinergic therapy in dystonia. Neurology. 1983; 33: 1255-1261.
2) 日本神経学会（監）．ジストニア診療ガイドライン2018．南江堂．2018．p.78.
3) 　Albanese A, et al. A systematic review on the diagnosis and treatment of primay(idiopathic) dystonia and dystonia plus syndromes: report of and EFNS/MDS-ES Task Force. Eur J Neurol. 2006; 13: 433-444.
4) 野元正弘．抗コリン薬トリヘキシフェニジルの高用量で著明に改善したジストニアの1例．J Mov Disord. 2022: 1; 17-20.

筋ジストロフィーの薬がわかる

　筋ジストロフィーは骨格筋の変性・壊死を主病変とし，進行性の筋力低下と筋萎縮を来す遺伝性筋疾患の総称である．日常診療では頻度の高い疾患ではないが，治療薬で大きな進歩が得られているので取り上げる．最も頻度の高いものはデュシェンヌ（Duchenne）型筋ジストロフィーで筋ジストロフィーの半数を占める．新生男児3,000 ～ 3,500 人に 1 人の割合で発症し，人口 10 万人当たりの有病率は 4 ～ 5 人である．通常 3 ～ 5 歳頃に歩行異常で発症する．成人で頻度の高いものは筋強直性ジストロフィーであり，10 万人当たり 9 ～ 10 人である．強く握るとすぐに開けない（グリップミオトニア）が特徴である．20 代，30 代での発症が多く（非先天型），糖尿病や心伝導障害を起こしやすく，平均寿命は 55 歳程度とされる．

要点整理　この点を押さえておこう！

▷ 筋ジストロフィー（指定難病 113）は，遺伝性で進行性の筋疾患である．50 以上の原因遺伝子が解明されている．

▷ 遺伝子研究の結果に基づいた治療薬が開発されており，研究の成果が実感される分野となりつつある．

▷ 運動機能障害を主症状とするが，関節の拘縮・変形，呼吸機能障害，心筋障害，嚥下機能障害，消化管障害，骨代謝異常，内分泌異常，眼症状の異常，難聴，中枢神経障害等を合併する．

▷ 筋強直性ジストロフィー，顔面肩甲上腕型，デュシェンヌ型／ベッカー型，肢帯型，エメリー・ドレイフス型，眼咽頭型，福山型などがある．有病率は人口 10 万人当たり，筋強直性 9 ～ 10 人，デュシェンヌ型 4 ～ 5 人，顔面肩甲上腕型 2 人，肢帯型 1.5 ～ 2 人と推定されている．

▷ **デュシェンヌ型筋ジストロフィーに対してアンチセンス核酸薬が開発され，ベクターを用いた遺伝子治療も開発**された．

病態生理

　骨格筋の壊死・再生を主病変とする遺伝性筋疾患で，50以上の原因遺伝子が解明されている．骨格筋に発現する遺伝子の変異・発現調節異常により，筋細胞の機能が破綻して変性・壊死する．責任遺伝子の不明なものも多数存在する．骨格筋障害に伴う運動機能異常を主症状とするが，心筋障害，消化管症状，内分泌異常，眼症状の異常，難聴，中枢神経障害を合併することも多い．筋強直性ジストロフィーではミオトニア現象や握力低下で発症し，消化管症状，インスリン耐性，白内障，前頭部禿頭などがみられる．

デュシェンヌ型筋ジストロフィー，ベッカー型筋ジストロフィーの薬

　デュシェンヌ型筋ジストロフィーは歩き始めの遅れで発症し20歳までには寝たきりとなり，有効な治療薬がないために人口呼吸器や装具の開発，療養施設の整備が主な課題であった．最近になって，遺伝子治療薬(核酸医薬)が開発され効果を上げている．

　ビルトラルセン（ビルテプソ®）80 mg/kgを週1回，1時間かけて点滴静注する．エクソンスキッピング治療薬で，ジストロフィンのエクソン53を読み飛ばすことで，機能的なジストロフィンタンパク質を発現させて症状の軽減を図る．デュシェンヌ型筋ジストロフィーとベッカー型筋ジストロフィーでエクソン53を読み飛ばすことでジストロフィンタンパクが発現し，筋力の回復する遺伝子変異の症例が適応となる．

筋強直性ジストロフィーの薬

　大きな効果を期待できる治療薬はない．ミオトニアの軽減を期待して細胞膜の安定化作用のある抗てんかん薬のフェニトインやメキシレチン塩酸塩（メキシチール®），プロカインアミド塩酸塩（アミサリン®）が用いられる（いずれも適応外）．効果を確認して，歩行や運動に改善があれば継続を検討する．有効な例は少ない．

効果と副作用：患者さんにどのような影響を及ぼすのか？

　デュシェンヌ型筋ジストロフィーとベッカー型筋ジストロフィーで用いられる核酸医薬のビルトラルセンでは，筋力低下の進行を緩やかにすることができる．世界に先駆けて日本で開発された。深刻な副作用は報告されていない．新しい治療薬で症例数の少ない疾患であるため，長期間の効果については今後の確認を要する．筋強直性ジストロフィーでは皮疹や心伝導障害に注意する．顕性（優性）遺伝であり家系的に体が弱いと理解して医療機関を受診していないことも多い．白内障や糖尿病を起こしやすく，また，不整脈を起こしやすい疾患であり定期的な心電図検査を行い，必要時にはペースメーカー等による治療を行う．治療は起こる症状に対して治療を行う．ミオトニアに対する効果を治験で確認された薬はない．

参考文献

・難病情報センター．筋ジストロフィー（指定難病113）．
　https://www.nanbyou.or.jp/entry/4522（2023年3月31日最終閲覧）

chapter

16

脊髄小脳変性症の薬がわかる

　小脳，あるいは小脳との連絡線維が変性する疾患で，運動失調症を主症状とする．日本での症例数は約2万人とされる．孤発性と遺伝性があり，約3割が遺伝性である．このうち9割は顕性（優性）遺伝である．7割は孤発性で，変性が小脳に限局する皮質性小脳萎縮症（cortical cerebellar atrophy：CCA）が1/3で，変性が大脳基底核や自律神経，錐体路にも広がる多系統萎縮症（multiple system atrophy：MSA）が2/3を占める．

> 要点
> 整理　**この点を押さえておこう！**

> ▷ 小脳萎縮を認め，運動失調症を呈する神経変性疾患（指定難病18）である．
>
> ▷ 約1/3の症例は遺伝性で，遺伝性は形式により顕性（優性）遺伝，潜性（劣性）遺伝に分けられる．顕性では家族歴で患者の子どもに見られることがあるが，潜性（劣性）では患者の子どもには見られない[1]．

病態生理

　病理学的にまとめられている疾患で，臨床的には小脳性運動失調症が中心となるもの（CCA, MSA-C[※]），パーキンソニズムが中心となるもの（MSA-P），起立性低血圧が最初に見られるもの（シャイ・ドレーガー症候群；Shy-Drager syndrome）がある．症状に応じた対症療法を行う．

※MSA-C：MSAのうち，小脳性運動失調による構語障害や歩行不安定が前景にたつものを指す．

脊髄小脳変性症に用いられる薬

　大きな効果を認める治療薬はない．タルチレリンはダブルブラインドで効果が確認されている．しかし，個々の例で効果を実感することは多くない．

　タルチレリン水和物（セレジスト®）1回5 mg　1日2回　朝・夕食後

　プロチレリン酒石酸塩水和物（ヒルトニン®）　1日1回0.5～2 mg　筋注・静注　2～3週間連日注射後，2～3週間の休薬期間．以後これを繰り返す，あるいは週2～3回の間欠注射．

　厚生労働省の研究班で治験を行い，バランスの改善が確認されて承認されている．錠剤と注射薬の同時投与はできない．

効果と副作用：患者さんにどのような影響を及ぼすのか？

　重心動揺計などで評価し運動失調症の改善が確認された．しかし，日常診療では本人が効果を実感することは多くない．転倒や怪我の予防の工夫してもらい，有意義な日常を送ることを目標としてもらう．

参考文献

1)　難病情報センター．脊髄小脳変性症（多系統萎縮症を除く）（指定難病 18）．
　　https://www.nanbyou.or.jp/entry/4879（2023 年 3 月 30 日最終閲覧）

脊髄性筋萎縮症の薬がわかる

指定難病3で，脊髄前角細胞が変性し全身の運動障害を生じる．遺伝性疾患で常染色体潜性（劣性）遺伝形式をとる．乳児期の発症では気管切開，人工呼吸器を要する重度の神経疾患である．希少疾患であり日常診療で担当することは多くないが，遺伝子治療薬が開発されて不治とされていた神経疾患の予後が大きく改善した画期的な治療薬であることから取り上げる．

要点整理 この点を押さえておこう！

▷ 脊髄性筋萎縮症（spinal muscular atrophy：SMA）は，筋力低下と筋萎縮を示し，深部腱反射の減弱・消失がみられる．0～6か月で発症する急性乳児型（**ウェルドニッヒ-ホフマン病；Weldnig-Hoffamn病**），1歳6か月までに発症するデュボビッツ病（Dubowitz病），1歳6か月から20歳までに発症する**クーゲルベルグ-ウェランダー病**（**Kugelbelg-Welander病**），20歳以上で発症する成人型がある．遺伝子治療が可能となり，予後が大きく改善している（指定難病3）[1]．成人型では筋萎縮や振戦がみられ，筋萎縮性側索硬化症（ALS），パーキンソン病，本態性振戦などが鑑別に挙がってくる．

病態生理

5q13領域に存在するSMN遺伝子（survival motor neuron遺伝子）の異常により発症する．乳児期から成人期までに発症する．脊髄前角細胞が変性し，全身の運動障害を生じる．

Ⅰ型は乳児型で最も重症である．Ⅰ型（重症型，Werdenig-Hoffman病），Ⅱ型（中間型），Ⅲ型（軽症型，Kugelberg-Welander

病，Ⅳ型（成人発症型）に分類される．

　乳児期から幼児期に発症する脊髄性筋萎縮症の罹患率は 10 万人当たり 1〜2 人である．核酸医薬品が開発され，治療できる疾患となった．

脊髄性筋萎縮症の薬

　遺伝子治療が可能になったので，疑い例では遺伝子検査を行い SMN1 遺伝子の欠失あるいは変異を確認する．スピンラザ®の薬価は 1 バイアル当たり 9,320,424 円で，1 年間の薬価は 27,961,272 円（2017 年承認時，4 か月ごとに髄注）である．同じ適応薬であるゾルゲンスマ®はアデノウイルスベクターを用いる遺伝子治療薬であり 1 回のみの投与である．薬価は 167,077,222 円で日本では初めて 1 億円を超える価格となった．

　ヌシネルセンナトリウム（スピンラザ®）　髄注 12 mg　乳児初回投与後，2・4・9 週後に投与　以後 4 か月間隔　乳児以外　初回投与後，4・12 週に投与　以後 6 か月間隔．

　オナセムノゲン　アベパルボベク（ゾルゲンスマ®）　アデノウイルスベクターを用いる遺伝子治療薬．SMN1 遺伝子の両アレル性の欠失または変異が確認された，2 歳以下の患者に投与する．60 分かけて 1 回のみ点滴静注する．

効果と副作用：患者さんにどのような影響を及ぼすのか？

　ヌシネルセンナトリウムはアンチセンスオリゴヌクレオチドでイントロン 7 に結合し，エクソン 7 のスキッピングを抑制して完全長 SMN タンパク質を発現させて効果を示す．入院してもらい，

髄腔内に投与する．乳児型では初回，2・4・9週後，以後は4か月間隔，あるいは（乳児型以外）初回，4・12週，以後6か月間隔で投与．複数回投与を受けると，漸次筋力の改善が得られる．

　オナセムノゲン アベパルボベク（ゾルゲンスマ®）は1回のみの点滴静注薬である．治験に参加した15例において，治験期間の24か月の時点で全例が永続的な呼吸補助を必要とせずに生存していたことから効果が確認されて承認されている．日本では治験に参加した症例はない．

参考文献

1)　難病情報センター．脊髄性筋萎縮症（指定難病3）.
　　https://www.nanbyou.or.jp/entry/135（2023年3月30日最終閲覧）

ハンチントン舞踏病の薬がわかる

　30代に四肢の舞踏病運動で発症することが多い．4番染色体の先端付近（4p16.3）に遺伝子座があり，浸透率の高い顕性（優性）遺伝性疾患で，しばしば精神症状を併発し自殺リスクも高い．舞踏病の治療にテトラベナジン（コレアジン®）が承認されたが，効果は限定的である．

要点整理　この点を押さえておこう！

- ▷ 常染色体顕性（優性）遺伝性神経変性疾患で，30代の発症が多い．舞踏病，精神症状，認知障害がみられる（指定難病8）[1]．

- ▷ 舞踏病に対しては**テトラベナジン，ハロペリドール（適応外），スルピリド（適応外）**を用いて過剰な動きを少なくする．

- ▷ 漸次進行性の疾患で，QOLを高め，維持することを治療の目標とする．

病態生理

　大脳皮質と線条体が萎縮する．残存神経の核内封入体にはポリグルタミンを含むタンパクが凝集している．進行するとCTやMRIで線条体の萎縮を確認できるが，初期には異常を認めない．

ハンチントン舞踏病の薬

　ドパミン神経の作用を抑制することで舞踏病を抑制する．ドパ

ミン神経内のドパミンを枯渇させるテトラベナジンが承認されている. ドパミン受容体拮抗作用薬は適応外使用である.

テトラベナジン（コレアジン®）1日1回12.5 mg 1週ごとに12.5 mgずつ増量し維持量を定める. 1日最大100 mg 25 mg/日の場合は1日2回, 37.5 mg/日では1日3回分服 1回最大37.5 mg.

ハロペリドール（セレネース®）0.75〜2.25 mg/日（適応外）.

スルピリド（ドグマチール®）50〜300 mg/日（適応外）.

症例と処方例（30代男性）

3か月前まで工場で勤務していた. 体が揺れるようになり, 転倒しやすくなったために退職して受診した. 下記処方で舞踏病は軽快し, 体重も増加した.

処方例

● メトクロプラミド（プリンペラン®）:5 mg 2錠分2 朝夕食後

● クロルプロマジン（コントミン®）:12.5 mg 2錠分2 朝夕食後

症例と症例（40代男性）

2年前まで医療機関に勤務していた. 引きこもるようになり退職した. 1年前から体が揺れ、歩行が不安定となり受診した.

処方例

● テトラベナジン（コレアジン®）:12.5 mg 2錠 分2 朝夕食後

効果と副作用：患者さんにどのような影響を及ぼすのか？

　舞踏病や精神症状のため業務や日常生活が障害される．治療により舞踏病の抑制を行い，運動機能の維持を図る．舞踏病に対する治療薬はドパミン神経を抑制する薬であり，薬物性ジスキネジアを誘発する可能性もあるため経過を見ながら治療薬を調整する．うつや認知症の合併もみられ，必要時には精神科との併診を行う．

参考文献

1)　難病情報センター．ハンチントン病（指定難病 8）.
　　https://www.nanbyou.or.jp/entry/175（2023 年 3 月 30 日最終閲覧）

自己免疫疾患に伴う
神経障害の薬がわかる

　全身性エリテマトーデス（systemic lupus erythematosus：SLE）に伴う神経障害は抗体等による免疫的機序によるもの，薬剤性，血管の障害に伴うものなどがある．脳梗塞，精神症状，異常運動症，脊髄炎，ニューロパチーなど多彩であり，また原疾患のコントロールが良好であっても障害の起こることがある．

　結節性多発動脈炎は血管炎を主とする自己免疫疾患でしばしばニューロパチーを起こす．1994年にChapel Hillで大血管炎，中型血管炎，小血管炎に分類され，治療薬も整理されている（表19-1）．

　これまで非ウイルス性脳炎あるいは脳症と分類されていた疾患に対して多くの抗体が見つかっており，自己免疫の関与する疾患であることが明らかにされている（表19-2）．

**要点
整理**　**この点を押さえておこう！**

▷ 自己免疫疾患に伴う神経疾患は，多発性硬化症，重症筋無力症，多発性筋炎など，神経筋疾患自体が当初の主症状でない自己免疫疾患を指している．**血管炎に伴う症状と，抗体や液性免疫反応による症状がある**．症状は多彩で，また短期間に激しい症状が次々と起こる例もあり，対応に難渋することも少なくない．副腎皮質ホルモン剤や免疫抑制薬，抗体薬が適応となる例が多い．常にいろいろな症状の起こりうることを予想して対応する．

表19-1 Chapell Hill Consensus Conference 分類（文献1より一部改変）

血管のサイズ	疾患名
大血管炎	巨細胞性（側頭）動脈炎
	高安動脈炎
中型血管炎	古典的結節性多発動脈炎
	川崎病
小血管炎 （ANCA 関連血 管炎症候群）	ウェゲナー肉芽腫症
	チャーグ・ストラウス症候群（Churg Strauss 症候群）/ アレルギー性肉芽腫性血管炎（AGA）/ 好酸球性多発血管炎性肉芽腫症
	顕微鏡的多発血管炎 microscopic polyangiitis
	ヘノッホ・シェーライン紫斑病（Henoch-Schonlein 紫斑病）（紫斑病性腎炎）
	特発性クリオグロブリン血症
	cutaneous leukocytoclastic angiitis（皮膚に限局した全身性血管炎）

表19-2 自己免疫疾患による神経障害

疾患名	関与する抗体
Stiff-Person 症候群	抗 GAD 抗体（血清・髄液），抗 amphiphysin 抗体，抗 gephyrin 抗体
Bickerstaff 脳幹脳炎	抗 GQ1b IgG 抗体，抗 GM1b 抗体
急性小脳炎	EV ウイルスに対する抗体
辺縁系脳炎	抗 NMDA 受容体抗体，抗 AMPA 受容体抗体，抗 GABAB 受容体抗体，抗 VGKC 抗体
橋本脳症	NAE 抗体（抗 N 末端 α-enolase 抗体）

病態生理

　自己免疫疾患は自己を非自己と認識して免疫反応を起こすことにより発症する．腎，関節，血管などあらゆる臓器に対して起こり得る．1つの臓器に反応が起こっていても，経過によりほかの臓器に拡大することは珍しくない．治療の基本は副腎皮質ホルモンと免疫抑制薬，調整薬であり，他臓器の治療と共通する．神経の障害とともに，他の部位の障害とのバランスをみながら神経疾患に対する治療を行う．

自己免疫疾患に伴う神経疾患の治療薬

　治療にはパルス療法や免疫抑制薬，免疫グロブリン，血漿交換療法などの免疫療法が主となる．

1) メチルプレドニゾロン（ソル・メドロール®）1,000 mg　生食100 mL に溶解し90分かけて点滴する。1日1回　3日間

2) 免疫グロブリン　400 mg/kg/日（献血ヴェノグロブリン・IH）1日1回　5日間

3) メポリズマブ（ヌーカラ）注　1回300 mg（1か所100 mgを3か所）4週ごとに皮下注

4) リツキシマブ（リツキサン®）注　1回375 mg/m²　1週間ごとに4回

5) 血漿浄化療法
　単純血漿交換療法　1回の血漿処理量は40〜50 mL/kg　5%人血清アルブミン液で置換，症状に応じて，隔日で2回，あるいは4回
　免疫吸着療法　1回の血漿処理量は1,500から2,000 mL　隔日で5回実施，症状に応じて1〜2回

維持療法として

1) プレドニゾロン　50 mg/日　1日2回で開始して，1〜2週ごとに5 mgずつ減量

2) メトトレキサート錠　1回4カプセル　1〜2日で服用
　葉酸　5 mg　1錠　メソトレキサートの最終投与後24時間から48時間後に服用

3) タクロリムス　1 mg　3錠　夕食後

効果と副作用：患者さんにどのような影響を及ぼすのか？

　維持療法として副腎皮質ホルモンやメトトレキサートなどを継続することが多い．プレドニゾロンは5 mg/日以下での維持を目指すようにする．治療で安定しても他臓器での自己免疫疾患を起こすことがあり，軽快しても常に警戒を続ける．感染症や糖尿病，骨粗しょう症，不眠，ステロイド誘発性精神病等に注意する．再発抑制が重要な旨を理解してもらう．

参考文献

1)　Jennette JC, et al. Nomenclature of systemic vasculitides. Proposal of an international consensus conference. Arthritis Rheum. 1994; 37: 182-192.

傍腫瘍性神経症候群の薬がわかる

　古くから知られた病態であるが，免疫チェックポイント薬が悪性腫瘍に用いられるようになって増加している．傍腫瘍性神経症候群（paraneoplastic neurological syndrome：PNS）の頻度はすべてのがん患者の 100 人から 1,000 人に 1 人程度で，そのうち抗体陽性者は半数以下とされる．腫瘍による圧迫，浸潤，転移によるものでなく，抗腫瘍薬，放射線治療による症状でない時に傍腫瘍性神経症候群を疑う．腫瘍の産生する抗体等，腫瘍あるいは腫瘍の産生するタンパク質に対する抗体が神経系を障害して発症すると考えられる（表20-1）．傍腫瘍性辺縁系脳炎，傍腫瘍性小脳変性症，オプソクローヌス・ミオクローヌス症候群，壊死性脊髄症，ニューロパチーなどがある [1,2]．

要点整理　この点を押さえておこう！

▷ 腫瘍による圧迫，浸潤，転移によるものでなく，抗腫瘍薬，放射線治療による副作用や合併症でない時に傍腫瘍性神経症候群を疑う．腫瘍あるいは腫瘍が産生するタンパク質に対する抗体が神経系を障害して発症すると考えられる．頻度はがん全体の 0.01 ～ 1% 程度で高くないが，がんが多いために全体数は少なくない．また，脳神経症状が出現した時点では腫瘍は見つかっていない例が 70% 以上と言われ，神経症状は自己免疫反応を通じて腫瘍の存在を警告しているといえる．腫瘍では肺がん，特に肺小細胞がん，卵巣がん，乳がん，リンパ腫，また，卵巣奇形腫や胸腺腫でも起こりやすい．物忘れ，てんかんなどの辺縁系脳炎，ふらつき，構音障害の小脳失調症，四肢のしびれや筋力低下の末梢神経障害，筋無力症，皮膚筋炎などが多い．新たな抗体が発見されることから，報告数は増加している [1-4]．

病態生理

　悪性腫瘍に対する抗体が神経を障害する時と，悪性腫瘍が神経を障害する抗体などを産生することがある．傍腫瘍性神経症候群を疑うことが重要となる．悪性腫瘍の見つかる前の発症が半数以上であり，症状があっても悪性腫瘍自体の浸潤，治療薬による副作用と鑑別を要し診断のつくまで時間のかかることも少なくない．

　肺の小細胞がんは副腎を刺激するホルモンを作り，クッシング症候群を起こすことがある．筋力の低下を来す．また，バゾプレッシンを分泌して水分の貯留，Na濃度の低下，筋力低下，てんかんを起こすことがある．腫瘍に対する治療とともに，それぞれの症状に対して治療を行う．固形腫瘍や白血病では副甲状腺ホルモン類似の物質を分泌し，カルシウム濃度が上昇し錯乱を起こすことがある．ニボルマブ（オプジーボ®）やペムブロリズマブ（キイトルーダ®）などの免疫チェックポイント阻害薬は免疫力を高めることから，重症筋無力症や多発性神経炎などの自己免疫疾患を起こすことがある．治療の開始前に治療チームを構成し，疑われる症状の見られる時には受診をしてもらう．ステロイドパルス療法や血漿交換，免疫グロブリン療法など，症状に応じて免疫療法を行う．亜急性小脳変性症は乳がんや卵巣がん，小細胞がんで稀に発生する．自己抗体により小脳が破壊される．ギラン・バレー症候群もみられ，ホジキンリンパ腫での報告が多い．また，脊髄運動神経が破壊される例もあり，亜急性に運動ニューロン病が起こる．いずれも腫瘍により抗体が産生されると考えられる．重症筋無力症に類似するランバート・イートン症候群は小細胞肺がんで起こりやすい．

表20-1 中枢神経を障害する傍腫瘍性神経症候群

神経疾患	起こしやすい腫瘍	抗腫瘍神経抗体
小脳変性症	肺小細胞肺がん	Hu(ANNA-1) Ma CRMP-5 (CV2) PCA-2 Zic1 Zic4 VGCC Glutamine脱炭酸酵素
	卵巣がん 卵管がん 乳がん	Yo Proteasome
	乳がん	Ri(ANNA-2)
	ホジキンリンパ腫	Tr mGluR1
	悪性黒色腫 乳がん	CARP VIII
	非小細胞肺がん	Amphiphysin
辺縁系脳炎	肺小細胞がん 神経芽細胞腫	Hu(ANNA-1) CRMP-5 (CV2) ANNA-3 PCA-2 Amphiphysin BR serine threonine kinase2 VGCC
	精巣がん 乳がん 肺がん	Ta(Ma2)
	卵巣奇形腫	NMDA NR1/NR2
	胸腺腫 肺小細胞がん ホジキンリンパ腫	VGKC Glutamine脱炭酸酵素 GLuR3
脳幹脳炎	肺小細胞がん 神経芽細胞腫	Hu(ANNA-1) PCA-2
	乳がん	ANNA-2
	精巣がん 乳がん 肺がん	Ta(Ma2)
脳脊髄炎	肺小細胞がん 神経芽細胞腫	Hu(ANNA-1) CRMP-5 (CV2)
	ホジキンリンパ腫	Amphiphysin
ニューロパチー	肺小細胞がん 神経芽細胞腫	Hu(ANNA-1) CRMP-5 (CV2) ANNA-3
	ホジキンリンパ腫	Amphiphysin
運動ニューロン病	乳がん 肺小細胞がん 直腸がん 卵巣がん	Spectrin Hu Ma-3 Yo
Lambert-Eaton 筋無力症候群	肺小細胞がん	VGCC
神経性筋強直(Issacs 症候群)	胸腺腫 肺小細胞がん	VGKC
Stiff-Person 症候群	乳がん	Amphiphysin
Morvan 症候群	胸腺腫 肺小細胞がん	VGKC
舞踏病	胸腺腫 肺小細胞がん	VGKC

傍腫瘍性神経症候群の治療薬

治療は原因となる腫瘍の摘出，薬物治療，放射線治療とともに，免疫療法，ホルモン療法が行われる．免疫チェックポイント阻害薬では重症筋無力症，ニューロパチー（ギラン・バレー症候群），多発性筋炎，脳炎が報告される．それぞれの疾患に対する治療を行う．ステロイド，免疫抑制薬，血漿浄化療法，IVIg 療法を試みる．

効果と副作用：患者さんにどのような影響を及ぼすのか？

傍腫瘍性神経症候群は悪性腫瘍が原因となって産生される抗体が神経に作用して起こる．腫瘍に対する治療とともに抗体の除去や抗体の作用を抑制する免疫療法が行われる．自己免疫疾患の治療と共通するものが多い．感染予防や体調管理に留意する．悪性腫瘍が見つかる前に症状の起こることも少なくない．悪性腫瘍に対する全身の検索や健診の推進が必要なことを理解してもらう．

ひと口メモ①　映画『エクソシスト』について

辺縁系脳炎ではけいれん，激しい異常運動，意識障害を起こし，しばしば NMDA 受容体抗体が陽性となる．傍腫瘍性神経症候群としては卵巣腫瘍の報告が多い．腫瘍の治療とともに免疫療法で軽快し，改善することが多い．映画の『エクソシスト』で登場した若年女子は意識障害，てんかん，激しい異常運動を呈したのちに回復している．本症の症状に類似しており，辺縁系脳炎をモデルにしていると推測される．

参考文献

1) 脳科学辞典. 傍腫瘍性神経症候群.
   https//bsd.neuroinf.jp（2023 年 5 月 23 日最終閲覧）
2) 田中惠子. 傍腫瘍性神経症候群と抗神経抗体. 臨床神経 2010；50；371-378.
3) 酒井宏一郎. 抗神経抗体の役割・認知抗原. 日本内科学会雑誌 2008；97：1809-1815.
4) 木村暁夫. 自己免疫性脳炎の診断と治療. 日本内科学会雑誌 2021；110：1601-1610.

20

傍腫瘍性神経症候群の薬がわかる

索引

著者プロフィール

野元正弘（のもとまさひろ）

現職　済生会今治病院臨床研究センター長/脳神経内科
日本神経学会専門医　日本内科学会認定医　日本臨床薬理学会専門医

1984 年　King's College Hospital（British Council Scholar）
1986 年　環境庁国立水俣病研究センター室長
1988 年　鹿児島大学医学部講師（第3内科）
1990 年　鹿児島大学医学部助教授（薬理学）
2001 年　愛媛大学医学部教授（薬物療法・神経内科）
2017 年　済生会今治病院医療福祉センター長/脳神経内科
2022 年　済生会今治病院臨床研究センター長/脳神経内科（〜現在）

主な学会活動（資格と担当した役割）
日本内科学会（四国地方会会長，評議員，編集委員，生涯教育委員，指導医）
日本神経学会（中国四国支部代表，代議員，専門医教育施設認定委員会，専門医，指導医）
MDSJ（日本パーキンソン病・運動障害疾患学会）理事長（2013〜2015 年），2014 年大会長，VJMD 編集委員長（2021 年〜現在）
Movement Disorders Society　membership committee，Liaison Committee
日本臨床薬理学会（支部長，2014 年大会長，理事＜財務・地方会・広報＞，評議員，専門医，指導医）
日本薬理学会（評議員）
日本薬剤疫学会（2014 年大会長）

おわりに

　私たちの哺乳類としての寿命は50歳と言われます．これは自然界での歯の寿命や一生に15億回という心拍数からの概算です．確かに50歳を過ぎるとがん，心筋梗塞，脳梗塞，さらにパーキンソン病や認知症が起こってきます．しかし，今は100歳まで元気で過ごせる時代と言われます．このためには丁寧な健康管理と病気の治療が必要です．前半の50年は自然から与えられた50年で，後半の50年は私たちが衛生管理や医療，医学の発達で手に入れたものです．この後半の50年を元気に暮らすために薬が役に立っています．

　かつては国民病といわれた結核はストレプトマイシンなどの抗生物質で克服されました．次の時代は脳出血，脳梗塞，心筋梗塞，腎不全を起こす高血圧の早期発見と治療で，高血圧症の治療に国を挙げて取り組み，その甲斐があって高血圧を原因とするこれらの疾患は減少して，現在の死因のトップはがんになっています．また，介護を受ける原因としては認知症が1位です．がんについては健診とともに手術方法や医療機器，抗がん剤の発展により大きく進歩しつつあります．認知症の治療薬は研究段階で今後発展が期待されます．医療の進歩，発展を振り返ると，治療薬の発展が医療の進歩であることがわかります．

　50歳を過ぎると，腰やひざが痛み，また降圧薬や糖尿病，高脂血症，骨粗しょう症の治療薬が必要となることがしばしばです．薬の数も多くなり毎日服用することは大変です．しかし人生の後半を元気に過ごすためには薬が役に立ちます．薬を処方または服

用する時にはそれぞれの効果と起こりうる副作用，費用をいつも確認しましょう．それぞれの薬の効果や副作用は患者さん自身が最もよくわかるので，患者さんには自分自身の担当医となっていただき，上手に生活して元気な100歳を目指してもらいましょう．高齢まで元気であれば介護を要する期間を短くすることができます．

治療薬の開発は綿密な計画と厳重な管理の下で行われ，現在の薬は主に製薬会社が主導して開発し適応を取得しています．適応の取得には臨床試験を行いプラセボとの比較で効果と安全性を確認することが求められます．しかし，比較するためにはある程度の患者さんの数が必要であり，少ない病気では試験の実施は難しくなります．このためにすべての病気の治療に適応薬が準備されているわけではありません．効果はありますが適応を取得していない治療薬も多くあります．本書でもしばしば，適応外という記載をしました．また，認知症での興奮や問題行動等など，頻度の高い症状では保険審査会からの通達で特別に適応外使用を認めているものもあります．

薬は体内で作用して薬理作用を示します．それを病気の治療に用いるのは私たちの知恵です．薬の効果と安全性の情報を常に調べながら，上手に薬を使うことにぜひ本書をお役立てください．

野元正弘

脳神経内科の薬がよくわかる本

2023年 8 月10日　　第 1 版第 1 刷 ©
2023年10月 5 日　　第 1 版第 2 刷

著　者 ············ 野元正弘　NOMOTO, Masahiro
発行者 ············ 宇山閑文
発行所 ············ 株式会社金芳堂
　　　　　　　　〒606-8425 京都市左京区鹿ケ谷西寺ノ前町34 番地
　　　　　　　　振替　01030-1-15605
　　　　　　　　電話　075-751-1111（代）
　　　　　　　　https://www.kinpodo-pub.co.jp/
組版・装丁 ······ naji design
印刷・製本 ······ モリモト印刷株式会社

落丁・乱丁本は直接小社へお送りください. お取替え致します.

Printed in Japan
ISBN978-4-7653-1964-5